·国家中医药管理局王常绮全国名中医工作室建设项目·

脾胃病

养生保健科普读本

主编　靳宝宁　李军茹

辽宁科学技术出版社
LIAONING SCIENCE AND TECHNOLOGY PUBLISHING HOUSE

拂石医典
FU SHI MEDBOOK

图书在版编目（CIP）数据

脾胃病养生保健科普读本 / 靳宝宁，李军茹主编 . -- 沈
阳 : 辽宁科学技术出版社，2020.5（2021.6 重印）
ISBN 978-7-5591-1581-2

Ⅰ . ①脾…　Ⅱ . ①靳… ②李…　Ⅲ . ①脾胃病－养生
（中医）　Ⅳ . ① R256.3

中国版本图书馆 CIP 数据核字（2020）第 068137 号

出版发行：辽宁科学技术出版社
地　　址：沈阳市和平区十一纬路 29 号
联系电话：024-23284502
印 刷 者：辽宁新华印务有限公司
经 销 者：各地新华书店

幅面尺寸：140mm×203mm
字　　数：191 千字　　　　　印　　张：7.375
出版时间：2020 年 5 月第 1 版　印刷时间：2021 年 6 月第 2 次印刷

责任编辑：李俊卿　　　　　　责任校对：梁晓洁
封面设计：潇　潇　　　　　　封面制作：潇　潇
版式设计：天地鹏博　　　　　责任印制：丁　艾

定　　价：48.00 元

编写委员会

名誉主编　王常绮

主　　编　靳宝宁　李军茹

副 主 编　齐洪军　杨翠兰　伏新顺

编　　委　秦卫春　殷得林　曹生海

　　　　　高　东　李福善　马万援

　　　　　宁玉凤　王　娜　李燕杉

　　　　　万晓燕

随着当今人们生活方式、健康观念以及膳食结构的改变，生活及工作节奏的不断加快，工作压力逐渐增大，脾胃病科常见病及多发病，如慢性萎缩性胃炎、消化性溃疡、胃食管反流病、功能性胃肠病、消化心身疾病等，某些疑难病、少发病，如慢性溃疡性结肠炎、胃癌等，较以往更为严重地困扰和威胁着人们的身心健康，给广大患者带来诸多困苦和折磨；随着民众和广大患者的健康保健意识的不断增强和提高，对脾胃病常见病、多发病的相关科普知识、预防养生及保健知识、治疗就医指南有着更加迫切的需求和渴望。为满足广大患者和民众上述需求，同时向广大人民提供和讲解脾胃病常见病、多发病治疗、预防、养生保健科普知识，宣传、介绍健康合理的生活方式、饮食保健理念以及就医指南，青海省中医院脾胃病科、国家中医药管理局全国名中医王常绮传承工作室成员精心编撰此书，以飨广大患者，解答他们对脾胃病常见病、多发病有关治疗、预防、养生保健等方面的疑惑和询问，进一步广泛、深入传播健康的生活方式和保健饮食理念，以造福广大人民。

在青海省中医院党委领导鼎力支持和领导下，我们成立了《脾胃病养生保健科普读本》编委会，经青海省中医院脾胃病科参加本书编撰的医务人员以及全国名中医王常绮及其弟子的共同辛勤努力，本书今日得以付梓问世，流传广播，为广大脾胃病患者提供健康养生及中医诊治科普指导，为响应习总书记提出的建设"健康中国"战略作出绵薄之力。参加本书编撰工作的人员有青海省中医院的靳宝宁、李军茹、朱亮、杨翠兰、王常绮、伏新顺、齐洪军、秦卫春、殷得林、曹生海、李福善、马万援、高东、宁玉凤、王娜、李燕杉、万晓燕。值此本书出版发行之际，谨向上述在本书编写出版工作中付出不懈努力和心血汗水的参编人员表示衷心的感谢！

由于我们水平有限，才疏学浅，经验不足，加之时间仓促，对脾胃病常见病、多发病的相关治疗、预防、养生及保健知识认识不足，讲解和介绍难以透彻深入，不足和错误之处在所难免，恳请广大读者谅解，并给予批评指正。

青海省中医院王常绮全国名中医工作室

2019 年 10 月于西宁

序

"上工治未病"，预防为先，防病重于治病。随着现代医学模式的转变以及生活方式、膳食结构的变化，我国现今疾病谱在悄然发生改变，慢性疾病、代谢性疾病、肿瘤、心脑血管疾病以及身心疾病等已取代感染性疾病成为严重威胁人民健康以及致残、致死的重大疾病和人类健康杀手。就脾胃病领域而言，脾胃病等慢性疾病，如慢性萎缩性胃炎、消化性溃疡、慢性溃疡性结肠炎、胃食管反流病以及功能性胃肠病、消化身心疾病等的发病率近年来呈逐年上升趋势，而积极加强脾胃病的预防、保健知识的宣传及普及，广泛传播脾胃病领域疾病预防保健理念及"治未病"思想，具有不容忽视的重要作用，必将惠及广大民众。为深入贯彻国家大健康战略及"治未病"思想，本着"预防为主"的原则和宗旨，同时为满足广大患者和群众对脾胃病预防、保健和养生知识的迫切需求，青海省中医院组织国家中医药管理局全国名中医王常绮传承工作室相关成员及专家认真编撰此书，以进一步传播脾胃病预防、保健知识及健康理念，使之深入人心，家喻户晓，努力做到未病先防，防患于未然，为保障广大人民的生命健康贡献微薄之力。本书分名医专家篇、养生篇、疾病篇、科普篇、外治篇五个篇章，较为详细地讲解和介绍了青海省中医院脾胃病名医专家、脾胃病养生知识、常见脾胃病基本诊疗知识及相关科普知识、常见脾胃病中医外治方法概述，希望能对广大患者和民众了解和熟知常见脾胃病相关预防、保健及养生知识，以进一步增强脾胃病预防保健意识，方便广大脾胃病患者求医就诊有所裨益和帮助。

朱 亮

2019 年 10 月于西宁

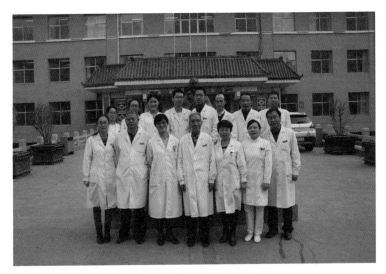

王常绮工作室全体成员

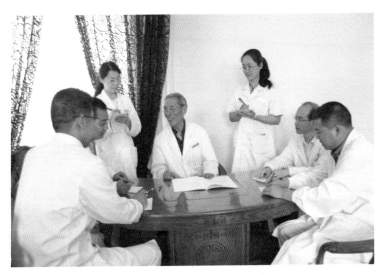

王常绮老中医正在为弟子们授课

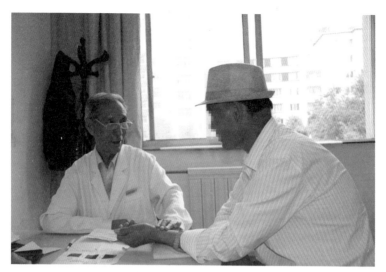

王常绮老中医正在为患者诊病

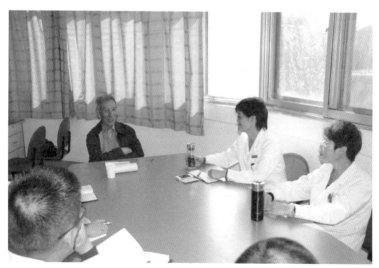

王常绮名中医工作室病例讨论

目录

第一篇

名医专家篇

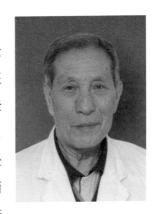

　　王常绮老中医，字理记，汉族，中医内科主任医师，青海省名医，全国名中医，全国第四批及五批老中医药专家学术经验继承指导老师，悬壶济世56载，勤求古训，临证不辍，学有建树，造诣深厚，理论独到，经验颇丰，业绩卓著，声名远播，学而不厌，诲人不倦，慈心闳怀，虚怀若谷，平易亲和，广受尊崇。

　　王常绮导师出生于1938年10月，山东泗水县人，自幼跟随祖父（清末秀才）读《百家姓》《三字经》《论语》，打下了很好的古文基础。解放后于公办学校上学至高中，兼务农种地，当时农村缺医少药，患者有病不能医治，从小立志学医，以为天下病痛鞠躬尽瘁。于1959年9月独行投奔当时行医于青海某职工医院之堂兄，于当年10月，入青海卫校中医班学习，历经4年刻苦学习，以优良成绩毕业。1963年11月分配至青海省中医院内科工作，初悬壶，显知识浅薄，后熟读《内经》《金匮要略》等著作，为以后工作打下了深厚的基础。不久医名大振，求诊者如潮。因医治脾胃病经验尚不足，拜师于青海名医王慕康主任医师，王氏医底深厚，精通《脾胃论》，重视调理脾胃，经过3年学习，深得王老之正传。出师后，继续加强学习经典理论，重读《脾胃论》，并注重中西医贯通，自学西医知识，并于1977年10

月在广西中医学院进修深造一年。回来后结合临床实践，对王慕康的学术思想加以发挥，医术不断提高，求医者络绎不绝，疗效颇佳，得到患者好评。故在此后的医疗实践中主攻脾胃病的诊治，逐步形成了自己在脾胃病诊疗方面的学术思想，并在类风湿性关节炎、癫痫等疑难杂症上也取得了很好的成绩。曾参与国家"七五"攻关课题（类风湿关节炎机理的研究），获得国家科技进步三等奖，撰写论文23篇，其中3篇获优秀论文奖。先后5次被评为青海省中医院先进工作者，1988年获"青海省人民的好医生"、"青海名老中医"等称号。2018年被评为"全国名中医"。

王常绮老中医先后担任过青海省中医院内科主任、医务科科长、业务副院长，曾任中华中医药学会脾胃病专业委员会委员、青海省中医药学会常务理事、各家学说委员会委员、名医研究会委员、青海省针灸学会理事长等职。并曾在青海医学院中医系、西宁卫校举办的青海西医离职学习中医班及陕西省函授学院青海分站教授《内经》及《中医基础理论》。

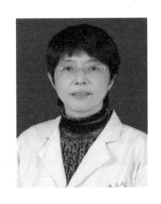

靳宝宁，女，56岁，主任医师，青海省中医院党委书记。1985年毕业于青海大学医疗系，从事消化内科34年，从事心身医学11年。

现任青海医学会精神病学会副主任委员、青海医学会行为医学会副主任委员、青海省医师协会精神科医师分会主任委员、中华消化心身联盟青海省委员会首届副主任委员、青海省医学会消化病分会委员等。34年来一直从事普通内科、消化内科及心身医学的临床、科研、教学、管理等工作。擅长内科常见病、多发病及消化科各类疾病的诊断治疗，尤其是对心身疾病的诊断治疗积累了丰富的经验。

李军茹，54 岁，主任医师，医学博士，青海省中医院副院长，享受国务院政府特殊津贴专家，全国百名杰出青年中医，全国最美中医，青海省名中医，青海省优秀专家，青海省千人高端创新领军人才，青海省自然科学与工程技术学科带头人，青海大学医学院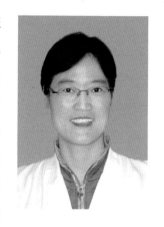硕士研究生指导教师，甘肃中医药大学硕士研究生指导教师，中华中医药学会理事会理事，中国医院协会病案管理专业委员会委员，青海省中医药学会秘书长，青海省科协委员，青海省科协国家级科技思想库决策咨询专家，《青海医药杂志》编委。29 年来一直在青海省中医院临床一线从事中医内科、危重病急救专业的临床、科研、教学及管理工作。奉"天道酬勤""仁心仁术"理念，勤求古训、博采众方，努力提高自身专业水平及学历层次，结合本地区地理气候、植物药物特点，开展急、慢性高原病的中医药防治研究工作，首先提出"急性高原病气虚血瘀证发病学说"，倡导"急危重症治疗中西医结合、内外同治"的学术观点，采用中西医结合、经方时方结合，治疗内科系统危急重症及疑难病；在"三因学说"指导下，采用"依天时—辨体质—辨病证"结合的方式，临证注重舌脉共参，先别阴阳，形成了"谨观阴阳之变而调之，以平为期"、"正气尚存,驱邪为先"的诊疗理念。对急慢性心脑血管病(如高血压、冠心病、心肌炎、脑卒中、心功能不全等)、消化系统疾病(如急慢性胰腺炎、胆囊炎、胆结石、功能性消化不良、胃炎、消化性溃疡、肠易激综合征、慢性溃疡性结肠炎、肝硬化、肝炎等)及气管炎、肺心病急性加重期、失眠、头痛等多种内科急危重、疑难杂症形成了具有自己特色的诊疗方法,取得良好疗效。在名中医工作室完成年门诊量6千多人次,拥有大量忠实患者,被青海省卫生健康委员会聘为"青海省保健专家",承担省级领导干部的中医保健任务。

注重临床、科研工作的同时,非常重视医学健康知识科普工作,能够通俗易懂地将艰涩的中西医学知识传播给大众,先后担任青海省电视台《高原养吧》栏目、西宁电视台《养生堂》栏目、青海交通广播电台《有医说医》栏目等健康养生节目嘉宾,多次应邀到青海省高级法院、青海省政协、青海省国土资源厅、青海省委党校县处级领导干部班、青海民族大学、中国银行、建设银行、西宁海关、国家电网等企事业单位及社区举办健康系列讲座,宣传健康知识、传播中医传统文化。

齐洪军，53岁，主任医师，博士研究生（师承），全国第五批老中医药专家王常绮学术经验继承人。1991年毕业于北京中医药大学，获得中医专业学士学位，2000—2003年于东南大学攻读硕士学位，获得中医内科专业硕士学位，2012—2016年于成都中医药大学学习，获得中医内科临 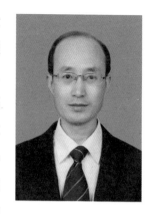 床专业（师承）博士学位。现任中华中医药学会脾胃病分会全国委员、青海医学会消化病分会委员、青海医学会消化病分会功能性胃肠病学组副组长、青海医学会消化病分会食管疾病学组委员、中华消化心身联盟青海省委员会理事、北京亚太肝病诊疗技术联盟青海分会理事、四川省西部精神医学协会消化心身健康委员会青海协作组委员。

主持厅局级课题1项，参与省部级课题2项，参与院内课题3项。参与2013年青海省中医院院内课题"健脾化痰、活血解毒法治疗慢性萎缩性胃炎、对胃癌前病变逆转作用的临床研究"，达到国内先进。获中华中医药学会科学技术奖三等奖一项。主编专著1部《王常绮老中医学术思想及临床经验》，由青海人民出版社于2016年7月出版。发表论文14篇，其中9篇发表于核心期刊。主持、参与和开展省级"新业务、新技术、新方法"项目9项。

从事脾胃病中医临床诊疗工作28年，擅长中西医结合治疗慢性萎缩性胃炎及胃癌前病变、胃食管反流病、消化道出血、慢性溃疡性结肠炎、克罗恩病、肠结核、肠易激综合征、功能性消化不良、菌群失调相关性腹泻、功能性便秘、急性胰腺炎、慢性胰腺炎、吸收不良综合征、缺血性结肠炎、放射性肠炎、肝硬化等疾病，尤其擅长治疗功能性胃肠病及消化心身疾病，临床疗效显著，积累了较为丰富的临床治疗经验。

杨翠兰，56岁，主任医师，青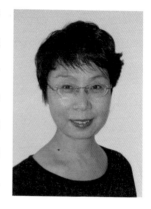海省中医院脾胃病科主任，1984年毕业于青海大学医学院中医系，在青藏高原青海省中医院从事临床工作35年，其中从事脾胃病专业工作23年。2002年任消化科副主任，2003年任消化科（现更名为脾胃病科）主任至今。

现任世界中医药联合会消化病专业委员会常务理事、中华中医药学会脾胃病分会常务委员、中华医学会青海消化病学会副主任委员、青海消化病学会幽门螺杆菌学组组长、中华消化心身联盟青海省委员会首届副主任委员、中国中西医结合学会消化疾病专业委员会委员、四川省西部精神医学协会消化心身健康专委会青海协作组副组长、青海省中医药学会理事会理事、中医药学会青海分会消化肝胆分会副主任委员。2014年被中华中医药学会聘为"中华中医药学会科学技术奖励评审专家"、中国中医药学会中医保健专家。2013年7月—2016年5月参加国家中医药管理局第3批全国优秀中医临床人才研修班学习，获第3批"全国优秀中医临床人才"称号。2018年获青海省卫生健康委员会首届医师节"高原好医师"称号。

承担多项省部级科研课题，主持参与2014年青海省科技厅课题"护胃散对急进高原胃黏膜相关因子影响的实验研究"。主持 2013 年青海省中医院院内课题"健脾化痰、活血解毒法治疗慢性萎缩性胃炎及对胃癌前病变逆转作用的临床研究",达到国内先进。主持开展省级"新业务、新技术、新方法"项目 9 项。发表论文 10 余篇,其中 4 篇发表于核心期刊。主编专著 2 部,其中专著《王常绮老中医学术思想及临床经验》由青海人民出版社于 2016 年 7 月出版;专著《青海地道地产药材的现代研究》由陕西科学技术出版社于 2007 年出版。2009 年参与完成国家中医药管理局农村医疗机构中国民族医特色专科专病建设项目"青海省常见病中医诊疗规范"的编写。积极对口帮扶基层医院,2008 年主持湟中县中医院编写《消化内科常见病诊疗规范》,2015 年主持大通县中医院编写《脾胃病科常见病诊疗规范》,并指导开展中医适宜特色技术工作。

擅长治疗慢性萎缩性胃炎及胃癌前病变、胃食管反流病、消化道出血、慢性溃疡性结肠炎、肠结核、肠易激综合征、功能性消化不良、消化身心疾病、急性胰腺炎、慢性胰腺炎、吸收不良综合征、缺血性结肠炎、肝硬化等疾病,疗效显著,积累了较为丰富的临床治疗经验。

伏新顺，男，56 岁，主任医师，青海省中医院脾胃病科副主任，从事中医及中西医结合消化系统疾病诊疗工作 31 年。现任中华中医药学会脾胃病分会委员，青海省中医学会消化专业委员会秘书，青海医学会消化病分会委员，甘肃中医药大学兼职教授。

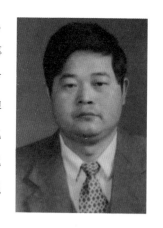

参与 2014 年青海省科技厅课题"护胃散对急进高原胃黏膜相关因子影响的实验研究"。参与 2013 年青海省中医院院内课题"健脾化痰、活血解毒法治疗慢性萎缩性胃炎及对胃癌前病变逆转作用的临床研究"，达到国内先进。参与开展省级"新业务、新技术、新方法"项目 9 项。

力倡中西医结合，将内治、外治、心理治疗、健康教育及生活指导融为一体，擅长治疗慢性萎缩性胃炎及胃癌前病变、胃食管反流病、消化性溃疡、消化道出血、慢性溃疡性结肠炎、克罗恩病、肠结核、肠易激综合征、功能性消化不良、功能性便秘、急性胰腺炎、慢性胰腺炎、吸收不良综合征、菌群失调相关性腹泻、缺血性结肠炎、放射性肠炎、肝硬化等疾病，临床疗效显著，积累了较为丰富的临床治疗经验。尤其擅长治疗慢性萎缩性胃炎及胃癌前病变、功能性及动力障碍性胃肠疾病、慢性溃疡性结肠炎。

发表学术论文 30 余篇、医学科普 3000 余篇、杂文随笔

300 余篇。参与编写的《陆长清临床经验集》《郭焕章临床经验集》《废医验药正在危害中医》《王常绮老中医学术思想及临床经验》四部专著分别于 2009 年由陕西科技出版社、2011 年由青海人民出版社、2012 年由中医古籍出版社、2016 年由青海人民出版社出版发行。

第二篇

养生篇

第一章

绪 论

中医养生学在漫长的历史发展过程中积累了极为丰富的经验，形成了既有系统理论又有多种流派及方法的中医养生理论，是中华民族优秀文化的一个重要组成部分。

第一节 中医养生学的概念

中医养生学就是在祖国医学理论的指导下，探索和研究保养身体、减少和预防疾病、增进健康、延年益寿的理论和方法，并用这种理论和方法指导人们保健活动的实用科学。

在祖国医学理论的指导下，中医养生学总结各家学派的精华，得出了一系列养生保健原则，如平衡阴阳、调和脏腑、调畅脉络、益气调息、饮食调养、谨慎起居、顺应自然等，使养生活动有章可循。

第二节 中医养生学的性质和特点

中医养生学来源于实践经验，是历代劳动人民总结出来的，它是经过无数次的实践，归纳总结后形成的一门独立的指导人们养生保健活动的学科。

中医养生学是以中华民族文化为背景，在与数千年光辉灿烂的传统文化紧密结合下，形成了自身的独特之处和独特的民族风格和东方色彩。

一、理论体系独特

中医养生理论，都是从"形神合一"、"天人相应"的整体观念出发，不断认识和总结人体生命活动及其与自然、社会的关系。中医养生学认为人与自然环境、人与社会环境、人体内气化升降、心理与生理等都是协调统一的；认为精、气、神是人体之三宝；用阴阳五行学说、脏腑经络理论来阐述人体生老病死的规律，进而总结出了指导养生实践的种种原则。

二、养生宗旨明确

养生保健贯穿在人们的衣、食、住、行、坐、卧各个方面，调和人体阴阳，使其保持平衡，则可健康长寿。养生既要讲求平衡，又不可过度，处处以中和适度为根本。

三、养生保健因人而异，有的放矢

中医养生学一方面特别强调从自然环境、衣食住行、药物保健、运动保健等各个方面进行较为全面的、综合的防病保健；另一方面又十分重视按照不同情况、不同特点有的放矢，针对人体的各个方面，采取多种调养方法，审因施养，才能达到目的。

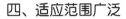

四、适应范围广泛

养生保健贯穿于每个人的一生，人生每个年龄阶段都存在着养生的内容。人在未病之时、患病之际、病愈之后，都有养生的必要。不仅如此，对不同体质、不同性别、不同地区的人也都有相应的养生措施。可见，养生学的适应范围非常广泛。

第三节　中医养生学的地位和任务

中医养生学的基本思想是强身防病，强调正气作用，防微杜渐治未病；把握生命和健康的整体观念及辨证思想；把人类、社会和环境联系起来，去理解和对待人体的健康和疾病。当代医学模式已由生物医学模式演变为"生物－心理－社会医学模式"，主要任务是控制和降低慢性病的发病率。其特征是从治疗扩大到预防，从生理扩大到心理，从个体扩大到群体，从医院扩大到社会。当前首先要处理好医疗和预防的关系，把整个卫生事业纳入预防为主的轨道，推行"三级预防"。在"三级预防"中，一级预防是最积极的预防，是社会预防的主干，其基本思想是防患于未然，采取主要手段增进健康和采取特殊的保健措施预防疾病。中医养生学的思维方式与现代科学发展的思维方法是一致的，中医养生学将在今后人类防病保健事业中发挥重要作用。

中医养生学着重研究和指导人的保健问题，其基本任务概括起来有三个方面：一是以科学的观点和方法全面地、系统地发掘、整理、研究、总结、提高传统养生理论和方法；二是结合现代科学手段，对传统的行之有效的方法进行分析研究，探讨其实质；三是针对当前人们面临的新问题，结合现实情况，提出新理论，创立新方法，进行更大范围的推广，使之成为个体养生和群体保健的指导原则。

中医养生学是一门古老而又新兴的学科。受历史条件的限制，它并非完美无缺，因此利用现代科学技术成果，使其内容更加完整、更加科学化，尚需作深入的探讨。此外，还有很多散在民间的养生经验方法和措施，有待进一步收集、整理和提高。所以，我们不仅要把古人养生的宝贵遗产很好地继承下来，而且要在养生实践中，运用现代科学知识与方法，进一步充实、丰富、发展中医养生学，把它提高到一个新的水平。

（伏新顺）

第二章

精神养生

第一节　情志变化

一、情志的基本概念

首先，我们先了解一下什么是"情志"。简单地说"情志"就是情绪和情感以及机体的精神状态的总称，在中医学中是七情的统称，是指喜、怒、忧、思、悲、恐、惊这七种情志变化，是人体对客观事物的不同反映和人对客观世界是否满足个体需要的态度体验。

中医心理学认为，人对客观世界的感知乃至全部认识活动都是在心神主导之下进行的，所以人的情感过程自然也是在心神主导之下。这里所讲的"心神"是中医学所说的"心脏"这一脏器的主要功能表现，换句话讲就是人体的所有情志变化都归心神主管和主宰，而心神又是"心"的主要功能表现。因此中医认为人的所有情志活动都与"心"有关，"心思"、"心理"、"心神不安"等这些与心理活动及情志变化有关的词语中都有一个"心"字，从中不难理解"心神"的含义。

二、情志变化与疾病的关系

人皆有情，七情六欲，人皆有之。本属正常的情志活动，是对外界刺激和体内刺激的保护性反应，有益于身心健康，在正常情况下，一般不会致病；只有突然、强烈或持久的情志刺激，超过了人体本身所能承受的正常生理活动范围，才会致病。过激的情志活动往往可使内脏发生疾病，这就是中医所讲的"七情致病"。正如中医经典古籍《素问·阴阳应象大论》所说："怒伤肝"、"喜伤心"、"思伤脾"、"忧伤肺"、"恐伤肾"。因此，不可过喜、过怒、过思、过忧、过恐。如大怒除伤肝外，还可伤胃，导致胃痛，俗话讲"气得胃痛"就是这个道理。中医所讲的"脾"主管消化吸收，如果过于忧思烦恼就会伤"脾"。"衣带渐宽终不悔，为伊消得人憔悴"，热恋的男女如果长久两地相思，便会茶饭不思，毫无胃口，日渐消瘦，害上"相思病"，这就是"思伤脾"的具体表现。肾主管人的骨骼、听力、记忆和头发，如果长久受到恐惧心理的困扰，就会出现记忆力减退，甚至老年痴呆，脱发，听力减退，骨质疏松，这就是"恐伤肾"的表现。如果本有咳嗽，再遇到过于忧虑的事情，咳嗽就会加重，很长时间难以治愈，这就是"忧伤肺"造成的。"伍子胥过昭关，一夜愁白头"就是情志过激损害身体健康和致病的具体实例和真实写照。

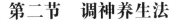

第二节　调神养生法

一、"神"的概念

中医学所讲的心理活动，大致可概括为两种含义：一是"神"，又称"神志"、"神明"；二是"情志"，即"七情"。"神"又有广义和狭义之分。广义的"神"，是指整个人体生命活动的外在表现，包括所有的心理活动、精神情绪和智力活动。狭义之"神"，是指精神、意识、思维等。

二、调神养生的基本方法

调神养生指人在安静环境中，静心养神，调畅情志，重在静养。古人认为神在于养，情在于节。

（一）养德修心

正确的精神调养，必须要有正确的人生观和价值观，要对生活充满信心，树立人生目标，如此才能很好地进行品德修养及精神调养，积极促进身心健康。古人说："养生莫若养性，养性莫若养德"，养生要养其根本，思想、情志、心理等即为生命根本，只有拥有良好的道德风貌，精神才能平和、乐观、愉快。

（二）加强修养

道德修养，中医又称养性。古代医家很早就提出"德润身"、"仁者寿"的理论，历史上许多的著名医家，如孙思邈、叶天士等以及当代许多著名医家，一生洁身自好，性情温和，医德崇高，不仅为民诊病疗疾，妙手回春，且对生活困难者，常解囊相助，扶危救困，赢得"善人"、"救星"、"菩萨"等美誉，这也是他们健康长寿的重要内在原因之一。对我国长寿老人的调查发现，长寿老人绝大多数都善良慈悲，助人为乐，少私寡欲，知遇而安，从不患得患失。

（三）清心寡欲

1.**清静淡泊**　清静淡泊是指思想安宁，神气清静，淡泊宁静而无杂念的状态，调神摄生重在静养。此处所讲的"清静"是指思想清静，排除杂念，专心致志地从事各项工作、学习。

2.**清心寡欲**　古人说"酒色财气四道墙，人人都在里边藏，若能跳出墙外去，不是神仙也长寿。"私心、欲望出于心，私心太重，欲望过高，就会扰动神气，破坏神气的清静祥和。而减少私心，降低欲望，则会免除不必要的思想负担，有助于神气的清静安宁，保持身体健康。

（四）养神畅志

1.**调畅情志**　"喜怒哀乐，人之常情"，但"七情"过极便会危害人体健康。《贤文》中讲："忍一时之气，免百日之忧"，即是宽容制怒和节制情志的方法。对于外界的有害刺激，要擅于调节自己的情绪，排除杂念，消除和减少不良刺激对心理和生理产生的影响。

培养自己的业余爱好和兴趣是调畅情志的重要方法和途径。可以根据个人的具体情况选择自己喜爱的业余爱好和兴趣，例如练书法、习绘画、赏音乐、下象棋，还可养花、垂钓、养鸟。

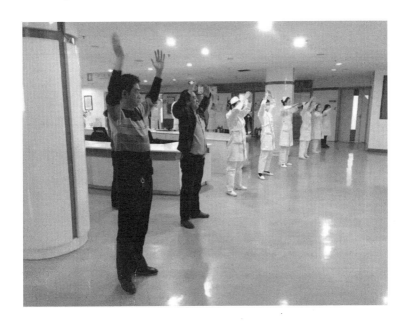

2. **寄情畅怀** 精神少寄托，难免会有失落感。建议从以下两方面试一试。

（1）与社会保持正常良好的联系。安守自己的社会角色及家庭角色，为人处事遵循规范，保持和谐的人际关系，这样才能心神安定，气血和平，健康长寿。有许多老年人年逾古稀，仍能够与他人和谐相处，虽满头银发，心态却依然年轻。

（2）创造和睦愉快的家庭环境，有助于促进健康。

（五）开朗乐观

1. **性格开朗** 性格开朗是胸怀宽广，豁达随和所反映出来的一种良好心态。开朗的性格对人体健康大有益处。国内外的绝大多数长寿老人都拥有开朗、温和的性格。性格孤僻，抑郁紧张，喜怒无常的人比性格开朗豁达的人发病率高，死亡率也高。研究还发现，相当多的癌症患者在发病前大都有焦虑、失望、忧郁、压抑及愤怒等不良情绪。而性格开朗，情绪稳定，心理健康的人癌症发病率也低。

2. **精神乐观**　精神乐观可使气血平和，精神舒畅，生机盎然，从而有益于身心健康。应牢记古人所说的"比上不足，比下有余"的说法，做到知足常乐。足而生乐，乐而生喜，喜则生情，情则养人，以促进身心健康。

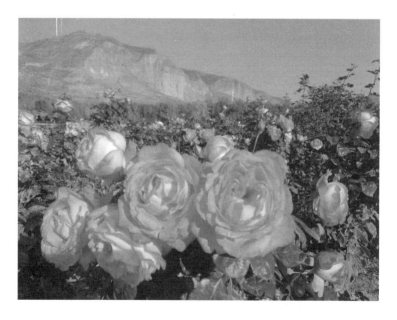

乐观者常笑，笑是养生长寿的妙方，治病的良剂。著名

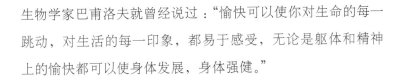

生物学家巴甫洛夫就曾经说过："愉快可以使你对生命的每一跳动，对生活的每一印象，都易于感受，无论是躯体和精神上的愉快都可以使身体发展，身体强健。"

第三节　调摄情绪法

当情绪不良常时，应尽量"理智"，注意"修养"，调控情绪。

一、节制法

节制法就是指调节、控制情感。怒是历代养生家最忌讳的一种情绪，是情志致病的罪魁祸首。大怒不仅伤肝，还会伤心、伤胃、伤脑等。怒气或各种焦虑情绪有可能诱发高血压病、冠心病、消化性溃疡、精神病、脑出血等疾病。制"怒"最有效的方法就是以"理"制怒，用理智克制感情上的冲动。

任何过激的情绪，如大喜狂欢、悲伤忧愁、日夜思虑、极度惊恐等都可能致病，也都需要加以节制。

二、疏泄法

疏泄法就是把郁积、压抑在心头的不良情绪发泄、释放出去，以尽快恢复心理平衡。

（一）发泄法

当人遭遇不幸、悲痛万分时，痛哭一场，就会好受一些。有研究认为悲伤的眼泪中含有两种神经传导物质，随眼泪排出体外后，可缓解悲伤者的紧张情绪，减轻痛苦，所以痛哭一场远比泪水往肚子里咽要好得多。强忍悲哀，强咽泪水而不露声色，久而久之，就会诱发精神障碍、溃疡病、高血压病、结肠炎等疾病。

（二）宣泄法

对于情绪压抑，有时可以采取疏导宣散，逐渐发泄的方式加以释放。当遭遇挫折，甚至遇到不幸时，首先要冷静下来，可以找诚恳、乐观的亲朋好友倾诉苦恼，从亲朋好友的开导、劝告、同情中得到安慰和支持，消除苦闷情绪。"朋友是良药"，广交朋友，互帮互助，是排忧解愁、克服不良情绪的有效方法。

三、转移法

转移法又称移情法，是指通过一定的方法和措施调节情绪或情感，以摆脱不良情绪的困扰。

（一）升华法

人的意志可以控制自己的精神。当遇到愤怒和悲痛刺激时，可以化悲痛为力量，努力为社会及各项事业而奋斗，从而消除不良情绪，战胜情感。

（二）运动移情法

运动能够有效改善不良情绪，是医治"情绪病"的一剂妙药。当情绪苦闷，或愤怒激动时，最好的方法莫过于去参加体育锻炼，或参加适当的体力劳动，以转移注意力，用肌肉的紧张去消除精神紧张和愤怒情绪。当心情不快时，也可以到旷野锻炼或消遣，陶醉在蓝天白云、鸟语花香的自然怀抱中，舒畅情怀，忘却烦恼。

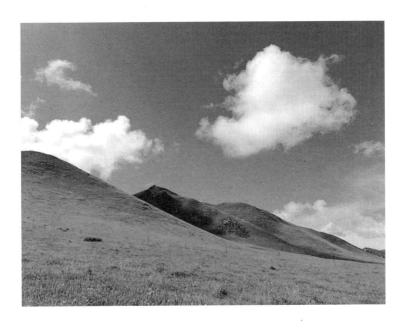

（三）琴棋书画易情法

烦闷忧愁时，可以欣赏音乐、戏剧，以调节和舒缓情绪，或观赏幽默的相声或哑剧，捧腹大笑后，精神振奋，紧张苦闷的情绪也随之消散。另外也可选择从事自己喜爱的活动，如抚琴、书法、绘画、茶道、观赏、收藏等，以排解愁绪，寄托情怀，怡养身心，美化心灵，增进健康。

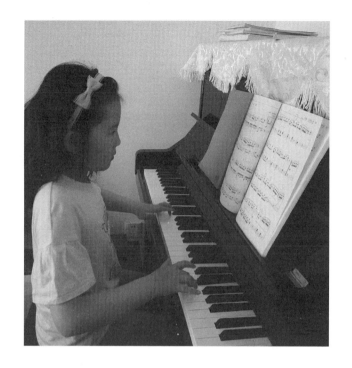

四、以情胜情法

情志可以致病，也可以治病，心病还需心药医。"范进中举"的故事就是大家非常熟悉的以情志治病的事例。范进中举人后，因突然过于高兴，结果得了疯癫病，整日疯疯癫癫的，有人出主意让范进平日最惧怕的人他的岳父胡屠户高声怒骂他，并突然打了他一个耳光，结果治好了范进的疯癫病。下面再举几例古代医家采用"以情胜情"法治疗情志疾病的案例。

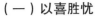

（一）以喜胜忧

金元名医朱丹溪曾遇到一个青年秀才，婚后不久妻子亡故，终日悲伤哭泣，身染疾病，久治无效。朱丹溪为他诊脉后说："你有喜脉，看样子恐怕已经有几个月了。"秀才捧腹大笑，并说："什么名医，男女都不分，是庸医呀。"此后，每想起此事，就会发笑，并常将此事当做笑料告诉别人，与众人同乐。斗转星移，秀才食欲增加，心情开朗，疾病消除。这就是一例以喜乐治疗悲忧的病案。

（二）以怒解忧

三国时有一郡守久病缠身，沉默寡言，抑郁不欢，经华佗诊断后，认为应当采用心理疗法治疗，要使患者大怒，才能治好。于是华佗每日吃喝，并要了郡守很多金银财物，但从不给郡守诊病，开方治病。郡守非常气愤。不久华佗不辞而别，并留下信辱骂郡守。郡守看后大怒，暴跳如雷，派人追杀华佗。仆人回来后禀告没有追上华佗，郡守听后更加生气，吐出一些紫黑血块，病情逐渐好转康复。实际上华佗并没有受纳金银，仆人也没有追杀华佗。此为以怒解忧之法。

（三）以怒胜思

《古今医案按》记载了名医朱丹溪的一则医案，讲到有一女出嫁后，丈夫外出经商二十年未归，她思夫心切而茶饭不思，卧床不起，如痴如呆，服药无效。朱丹溪诊后告诉其父，这是久思气结，单纯药物难以奏效，需要采用情志疗法治疗。

嘱咐他父亲打了该女几个耳光，并大声责骂。该女被打后十分生气，嚎哭叫嚷。朱丹溪又给她用了一些药物调理，又嘱其父说丈夫来信，不久可归，该女逐渐进食，病情大为好转，未再复发。

（齐洪军）

第三章

饮食养生

第一节　饮食养生的作用

饮食是人赖以生存和维持健康的基本条件和物质基础，不仅能够为人体提供能量和营养物质，维持新陈代谢，而且还能促进人体生长发育。饮食养生的作用可归纳为以下五个方面。

一、补充营养

饮食的目的是补充营养，食物通过胃的消化、吸收，生成营养物质，然后输布全身，起到营养全身的作用。

二、饮食是"精、气、神"的营养基础

人体最重要的物质基础是精、气、神，统称"三宝"。古人早已明确指出饮食是"精、气、神"的营养基础。机体营养充足，则精、气充足，心神健旺，身强体健。

三、强身防病

饮食对人体的营养作用是身体健康的重要保证。合理地

安排饮食，保证机体有充足的营养供给，可以使气血充足，身体强健，抵御疾病的发生。

适宜的饮食营养，还可防止发生疾病。例如食用动物肝脏，能够预防夜盲症；食用海带，既可补充碘及维生素，又可预防甲状腺肿；食用水果和新鲜蔬菜，可预防坏血病等。

某些食物可直接用于某些疾病的预防，例如用大蒜预防外感和腹泻；用绿豆汤预防中暑；用葱白、生姜预防伤风感冒；生山楂、红茶等可降低血脂；以玉米粉粥预防心血管疾病；薏仁粥预防癌症等。

四、益寿抗衰

中医认为，精生于先天，而养于后天，精藏于肾而养于五脏，肾气充则体健神旺，这是益寿、抗衰的关键。进食时应选用具有养精益气、滋肾强身作用的食品，充分发挥饮食防老抗衰的重要作用。清代养生家曹廷栋认为，以粥调养老人，可以长寿。

很多食物都具有防老抗衰作用。例如芝麻、桑葚、枸杞子、龙眼肉、胡桃、蜂皇浆、山药、人乳、牛奶、甲鱼、黄芪、黄精、百合、西洋参等，能够补精益气、滋肾强身，经常适当食用这些食品，有利于健康、长寿。

五、治疗作用

各类食物只要调配得法，用之得当，不仅有养生健身功效，而且还可收到治疗效果。

饮食能够治疗疾病，是因为食物与中药基本功效相同。中医认为药食同源，有"药补不如食补"之说。食物不仅可以营养机体、滋养脏腑，还可以调和阴阳，增强体质，延年益寿。根据食物不同功效，合理调配，即可收到治疗效果，这就是中医所说的"食疗"。

"食疗"通过胃肠消化吸收而发挥作用，对胃肠疾病有良好效果。下面重点介绍几款辅助治疗胃肠疾病的食疗方。

（一）治疗慢性胃炎的食疗方

1. *牡蛎苍术散*　牡蛎 90g，苍术 90g。将牡蛎壳用火焙干，研面，将苍术晒干、研面，混合搅匀即可。每次 2 ～ 3g，每日 3 次，饭后服。适用于气滞湿阻型慢性胃炎。

2. *枳术丸*　白术 60g，枳实 30g。研成粉末，每次 3g，与米饭（适量）混合为丸状吞服，每日 3 次，饭前服。适用于饮食停滞型慢性胃炎。

3. *陈皮水*　陈皮 9g。用开水 100ml 冲浸陈皮，放凉后服用。适用于痰湿内阻型慢性胃炎。

（二）治疗消化性溃疡（包括胃溃疡及十二指肠溃疡）的食疗方

1. 新鲜猪肚一只洗净，加适量花生米及粳米，放入锅内加水同煮，煮熟后加盐调味，分几次服完。数日后可重复一次，疗程不限。

2. 花生米浸泡 30 分钟后捣烂，加牛奶 200ml，煮开待凉，加蜜蜂 30ml，每晚睡前服用。常服不限。

3.鲜藕洗净，切去一端藕节，注入蜜蜂仍盖上，用牙签固定，蒸熟后饮汤吃藕。另取藕一节切碎后加适量水，煎汤服用。宜凉服。对溃疡出血者有效。

4.新鲜卷心菜洗净捣烂绞汁，每日取汁200g左右，略加温，饭前饮，亦可加适量麦芽糖，每日2次，10日为1个疗程。对缓解胃溃疡疼痛有一定效果。

（三）治疗慢性腹泻的食疗方

1.**山药扁豆粥**　山药、扁豆各15g，粳米30g，加水煮粥，加入白糖调味食。若以金樱子15g水煎，加粳米、山药各30g煮粥，收敛止泻更佳。适用于脾肾亏虚证。

2.**乌梅粥**　取乌梅10枚，水煎取汁，加粳米100g煮粥，粥熟加入少许冰糖调味服。对久泻不止有良效。

3.**薏苡仁粥**　薏苡仁、粳米各50g，加水适量煮粥，粥熟加入少许白糖调味，每日分2次服用。适用于脾虚湿蕴证。

4.**糖醋山药块**　怀山药500g，白糖50g，醋50g，面粉50g。将怀山药洗净，去皮，切成滚刀块；炒锅烧热，加植物油适量，烧至六成热时，将山药块放入，炸至起皮呈黄色捞出，沥油；炒锅控净油，加醋及糖水，烧开后再倒入山药块，使汁收浓，裹匀山药块，即成。佐餐食用，随量服食。功效健脾益气，适用于脾气虚弱型慢性腹泻。

（四）青海道地药材食疗方

1.**枸杞子**　枸杞子是一味很好的滋补食材及药材，是药食同源之品，具有滋补肝肾、明目、润肺的功效。枸杞子的食用方法很多，如泡水喝，煮粥，入菜等。枸杞子虽然具有很好的滋补和治疗作用，但也不是所有的人都适合服用。枸杞子药性甘温，因此感冒发烧、体内有炎症、腹泻、高血压患者以及性情急躁、平日大量摄取肉类导致面泛红光的人则不宜食用。

枸杞子可以直接嚼食，这样营养成分的吸收更加充分，以发挥枸杞子的保健功效。但要注意食用不可过量，否则容易导致上火。健康成年人每天食用 20g 左右的枸杞子比较合适；如果想起到治疗的效果，每天最好食用 30g 左右。下面向大家推荐几款枸杞子的食疗方。

（1）菊花枸杞饮：用菊花和枸杞子当茶饮。取杭菊花 10g，枸杞 10g，放入茶壶内，加入热开水，10 分钟后便可饮用。用于预防各种眼病，对糖尿病、高血压、冠心病患者均有益处，适宜老年人饮用。

（2）红枣枸杞茶：取枸杞一小把（约 20 ～ 30 粒），红枣 3 ～ 4 枚，放入杯中，以开水冲泡服用，或者用水煮沸后服用。具有滋补肝肾，润肺养血，健脾益气的作用。

（3）枸杞八宝茶：取贡菊 2 朵，金银花 8 朵，红枣 1 枚，胖大海 1 枚，莲子芯 8 粒，枸杞子 5 粒，西洋参 1 片，陈皮 3g，冰糖适量，以沸水冲泡，当茶饮用。此为一天用量，可反复冲泡，不仅对稳定血压有一定的辅助效果，而且可起到生津润肺的作用。

（4）参须枸杞茶：取参须 20g，枸杞 10g。将参须加入热水中煮开，再加入枸杞用小火煮约 1 分钟即可。也可以直接用开水冲泡参须和枸杞，具有补充元气，补脾益肺、生津、安神功效。

2. **蕨麻** 蕨麻性味甘平，具有补气血，健脾胃，生津止咳，利湿的功效，主治病后贫血，营养不良，脾虚腹泻，风湿痹痛，富含多种维生素、多糖、氨基酸、蛋白质、脂肪酸等营养物质，具有良好的补益作用。青海地区居民喜食蕨麻，有多种食用方法，如可与大米蒸煮或熬粥同食，或蒸熟、煮熟后用白糖或酸奶拌食，也可用融化的酥油加入适量白糖与蒸熟、煮熟的蕨麻趁热拌食。蕨麻蒸熟后沥去水分，加入煮熟的银耳、百合、大枣等与适量白糖搅拌均匀后作凉菜食用。

3. **沙棘** 沙棘营养丰富，含有多种维生素、氨基酸（其中所含 8 种氨基酸为人体必需氨基酸）、微量元素等，具有止咳祛痰，消食化滞，活血化瘀的功效，主治咳嗽痰多，消化不良，食积腹痛，瘀血经闭，跌打瘀肿。可直接食用干净鲜果，也可选择市面有售的以沙棘为主要原料制成的饮品。

4. **冬虫夏草** 含有多种氨基酸、蛋白质、微量元素、多糖成分、有机酸、生物碱及多种维生素等成分，性味甘温，具有益肾补肺，止血化痰的功效，用于治疗阳痿遗精，腰膝酸痛，劳嗽痰血，久咳虚喘。食用方法多样，可打粉食用，或泡酒饮用，或用冬虫夏草 5 ~ 10 根与老鸭、母鸡、甲鱼、羊肉等同炖食用。冬虫夏草可煎煮当茶喝，一般用量为 3 ~ 4 枚，以文火煎煮 6 ~ 10 分钟，水开后即可饮用，边煎边饮。

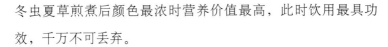

冬虫夏草煎煮后颜色最浓时营养价值最高，此时饮用最具功效，千万不可丢弃。

5. 羊肉　味甘，性热，具有温补功效。其主要功效如下。

（1）温补脾胃，可用于治疗脾胃虚寒所致的胃痛、恶心、反胃等症。

（2）温补肝肾，用于治疗肾阳亏虚所致的腰膝酸软冷痛、阳痿早泄、畏寒怕冷等症。

（3）补血温经，用于治疗产后血虚经寒所致的腹部冷痛。

羊肉最宜冬季食用。可做手抓羊肉、萝卜羊肉汤食用；也可在炖煮羊肉时，加入适量生姜、当归同煮，做成当归生姜羊肉汤，食肉喝汤，可温阳驱寒，活血养血，是一道非常受欢迎的冬季经典药膳。

第二节　饮食调养的原则

一、合理调配

食物种类繁多，所含营养成分各不相同，只有做到合理搭配，才能得到均衡的营养，满足生命活动的需要。早在二千多年前，《素问·脏气法时论》就讲到："五谷为养，五果为助，五畜为益，五菜为充，气味合而服之，以补精益气"，即应以谷类为主食品，肉类为副食品，用蔬菜来充实，以水果为辅助。人们必须根据需要，合理调配。

众所周知，谷类中含有糖类和一定数量的蛋白质；肉类食品中含有蛋白质和脂肪；蔬菜、水果中含有丰富的维生素和矿物质。各类食物合理搭配，才能满足机体对各种营养的需要；否则就会影响人体对所需营养物质的摄取，损害健康。

合理的饮食调配应注意以下五点：粗细搭配、干稀搭配、荤素搭配、全面均衡、丰富多样。提倡饮食的种类应丰富多样，科学、适量、全面、均衡地摄取以下缺一不可的七大营养要素：蛋白质、碳水化合物（糖类）、脂肪、维生素、矿物质（包括常量元素和微量元素）、膳食纤维和水。以碳水化合物为主（米、面、谷类、薯类等），适当科学摄入蛋白质和脂肪，注意补充维生素、矿物质（包括常量元素和微量元素）、膳食纤维和水，适当多食谷类、薯类、豆类及新鲜蔬菜瓜果，适量食用坚果。提倡饮食烹调清淡少油，以蒸煮为宜，少油炸煎炒。适量科学摄入植物脂肪及动物脂肪，少食辛辣刺激性饮食，如浓茶、咖啡及辛辣食物，适量饮用红酒，适量饮茶，反对吸烟、酗酒。

二、五味调和

中医将食物的味道归纳为酸、苦、甘、辛、咸五种，称为"五味"。五味不同，对人体的作用也各不相同。饮食调配得当，五味调和，则有利于机体消化吸收，滋养脏腑、筋骨、气血，有利于健康长寿。饮食不可过酸、过苦、过甘、过辛、过咸，五味过偏可能会导致疾病的发生，如饮食过咸，可引发高血压病等。

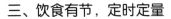

三、饮食有节，定时定量

所谓饮食有节，即进食要定量、定时。

（一）定量

定量是指进食要饥饱适中。进食定量，饥饱适中，则消化、吸收功能运转正常，人便可及时得到营养供应，以保证生理功能活动正常进行。

过分饥饿，则机体营养不足，无法保证营养供给。消耗大于补充，机体逐渐衰弱，影响健康。饮食过量，短时间内突然大量进食，势必加重胃肠负担，造成积食，影响消化吸收。人在大饥大渴时，最容易过饮过食。所以在饥渴难耐时，也应缓缓进食，避免身体受到伤害。

（二）定时

定时是指进食要有较为固定的时间。有规律的定时进食，脾胃则可协调配合，有张有弛，饮食物在机体内有条不紊地被消化、吸收，输布全身。如果食无定时，或贪食零食，或忍饥不食，胃肠消化的正常规律被打乱，就会损伤脾胃，削弱消化能力，食欲减退，有损健康。

四、饮食卫生

（一）食材宜新鲜

食材新鲜而不变质，营养成分很容易被消化、吸收，有益人体健康。食品清洁，还可防止病从口入。古人早就告诫我们，腐败不洁的食物和变质、霉变的食物不宜食用，食之有害。

我们主张在日常饮食中应不食或尽量少食熏制、腌制或含防腐剂、保鲜剂、添加剂及人工色素的食物，不食霉变食物，这些食物都含有一定的致癌物质，经常食用，会大大增加发生消化道恶性肿瘤（如食管癌、胃癌、肝癌、结肠癌、直肠癌等）的风险。

（二）宜以熟食为主

大部分食品不宜生吃，需经烹调加热变成熟食后，方可食用，以使食物更容易被机体消化吸收。同时，食物在加热的过程中，得到清洁、消毒，可去除一些致病因素。肉类尤须煮烂。《千金要方·养性序》说："勿食生肉，伤胃，一切肉惟须煮烂"，这对老年人尤其重要。

五、饮食禁忌

用相宜食味治病养病，称为食养或食疗。而不相宜食品则禁食，谓之食禁或食忌，俗称"忌口"。

两种食物合用，可能产生不良作用，称为食物的配伍禁忌。食物之间出现配伍禁忌，有可能发生气滞、生风、生疮等病变。

药物与食物配伍也有禁忌，服用中药一般忌喝茶，发汗药禁生冷，调理脾胃药禁油腻，消肿理气药禁豆类，止咳平喘药忌鱼腥，止泻药禁瓜果，服参类补品忌食萝卜等。

中医崇尚自然健康的饮食卫生理念，提倡避免嗜食"肥甘厚味"。这里所指的"肥甘厚味"包括高糖、高脂、过咸、过于油腻的食物，如动物的肉类及内脏、油炸食品、快餐等。如果长期大量食用这些食物，却很少摄入富含维生素、矿物质、微量元素、膳食纤维的食物（如新鲜蔬菜瓜果等），同时又养成了非常不健康的生活习惯，如吸烟、酗酒、熬夜、缺乏运动和锻炼，就会极大增加患有代谢性疾病（如糖尿病、脂肪肝、高脂血症、痛风、肥胖症等）、心脑血管疾病（如高血压病、冠心病、心肌梗塞、脑梗塞、脑出血等）以及恶性肿瘤（如胃癌、肝癌、结肠癌、直肠癌、肺癌、前列腺癌等）的风险。这些内容也属于中医所讲的"忌口"范畴。

六、因人制宜

饮食调摄，还要根据不同的年龄、体质、个性、习惯等方面的差异，分别予以合理调配，不可一概而论。例如胃酸偏多的人，宜适当多食碱性食物，如苏打饼干、面食等；而胃酸缺乏的人宜适当选择偏酸性的食品，如米、乌梅、山楂等，以保证食物的酸碱适度。

体胖者，多有痰湿，禁食肥甘油腻，饮食宜清淡，宜食清淡、化痰食物，如萝卜、花菜、百合、鸡蛋、杏仁、青菜、瓜果等，以及含纤维素多的食物，如韭菜、芹菜、粗粮；体瘦之人，多阴虚内热，宜多吃甘润生津食品，如粥、汤、牛奶、蜂蜜、鸡蛋、芝麻、甘蔗、糯米、乳品、鱼类等，而葱、姜、蒜、韭、薤、椒、桂圆、羊肉等辛辣燥烈之品则不宜多食。

阳虚体质者喜热怕凉，宜多食有壮阳作用的食品，如羊肉、狗肉、鹿肉、鸡肉等。根据"春夏养阳"的法则，夏日三伏，每伏可食羊肉附子汤一次。阳盛体质者多内热炽盛，喜凉怕热，宜食用清热、养阴、清淡食品，可多食水果、蔬菜，像香蕉、西瓜、柿子、苦瓜、番茄、莲藕以及绿豆粥、荷叶粥等，忌食辛辣温燥食物，如辣椒、姜、葱等，少食牛肉、狗肉、鸡肉、鹿肉等温阳食物。酒性辛热上行，阳盛之人力戒酗酒。

小儿正处于生长发育阶段，必须保证机体充足的营养供应，饮食的营养价值可高一些，精一些；食量上应有所节制，食物量过少，则不能满足机体生长的需要，影响发育，但贪食多食，也容易损伤脾胃。老年人身体日趋衰弱，在饮食调理上提倡清淡、温热、熟软饮食，禁忌油腻厚味、黏硬、生冷食物。

妇女经期及产妇，血液易亏损，身体虚弱，饮食宜注意益气养血，应多食补气、养血的食品，如小米、大枣、鸡蛋、鸡肉、红糖、龙眼、鱼、肉等。这些食品可保证经期及产妇的营养供应，对恢复体力大有好处。

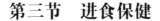

第三节　进食保健

一、一日三餐，各有不同

（一）早饭宜好

所谓早饭宜好，是指早餐营养价值宜高一些，精一些，饮食的花样和种类应该丰富一些，便于机体吸收，提供充足的能量，尤以干、稀搭配为佳。不吃早餐容易得胆结石、低血糖等疾病，所以一定要吃早餐。

（二）午饭宜饱

白天能量消耗较大，应当及时得到补充。所以，午饭要吃饱，要保证一定的饮食量。但不宜过饱，过饱则胃肠负担过重，会影响机体的正常功能和健康。

（三）晚饭要少

晚上临近睡眠，活动量小，不宜多食。如进食过饱，易致饮食停滞，引起消化不良，增加胃肠负担，影响睡眠。也不可食后立即入睡，应稍微活动后入睡。另外应注意不要吃夜宵，因为吃夜宵后人虽然入睡休息了，但胃肠却要继续工作，得不到休息，长此以往必然会影响和损伤胃肠功能，于健康不利，并诱发疾病。

二、进食宜缓，不可暴食

进食宜缓是指吃饭时应该从容缓和，细嚼慢咽。缓和进食，既有利于胃、胰、胆等各种消化液的分泌，有助于食物

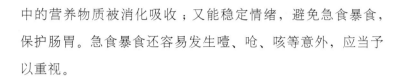

中的营养物质被消化吸收；又能稳定情绪，避免急食暴食，保护肠胃。急食暴食还容易发生噎、呛、咳等意外，应当予以重视。

三、食宜专致，不可分心

进食时应该将头脑中的各种琐事抛开，把注意力集中到饮食上来。专心进食，既能品尝食物的美味，又有助于消化吸收，更可以有意识地做到主食、蔬菜、肉、蛋等食品杂合进食，保证"合理调配"。如果进食时，头脑中仍思绪万千，或边看书报，边吃饭，心不在"食"，那么就很难激起食欲，自然影响消化吸收，这是不符合饮食养生要求的。

四、进食宜乐，恬愉为务

安静愉快的情绪和环境有利于胃的消化，可使食欲大增，这就是中医学中所说的肝疏泄畅达则脾胃健旺。反之，情绪不佳，生气恼怒，则肝失疏泄，抑郁不舒，致使脾胃受其制约，影响食欲，妨碍消化吸收。在进食前后，均应注意保持愉快情绪，力戒忧愁恼怒。

（一）进食环境宜宁静、整洁

喧闹、嘈杂及脏乱不堪的环境，往往影响人的情绪和食欲。

（二）进食的气氛应轻松愉快

进食过程中，不回忆、不谈论令人不快的事情，不急躁、不争吵，保持轻松愉快的情绪和气氛。

（三）轻松、柔和的乐曲有助于消化吸收

在进食时，放一些轻松、柔和、愉快的乐曲，有利于增进食欲及促进消化吸收。

第四节　食后养生

一、食后摩腹

食后摩腹的具体方法是：进食以后，自左而右，以双掌推摩腹部，可连续作二三十次不等。经常食后摩腹有利于改善腹腔血液循环，促进胃肠消化功能，对全身健康也有好处，是一种简便易行，行之有效的养生法。

二、食后散步

进食后，不宜立即卧床休息，宜做一些从容缓和的活动，这样对健康有益。古代即有"饱食勿硬卧"、"饱食不得急行"的说法，指出饭后不宜不活动，但也不应活动过量。食后便卧会使饮食停滞，导致食积；饭后急行活动或读书、思考又会使血液流向四肢和大脑，胃肠血液减少，影响消化吸收功能。俗话说："饭后百步走，能活九十九。"进食后，缓缓活动，有利于胃肠蠕动，促进消化吸收。散步为最佳的活动方式。如果在饭后，边散步，边摩腹，则效果更佳。

三、食后漱口

食后还应注意保持口腔清洁卫生。进食后，口腔内容易

残留一些食物残渣，若不及时清除，往往引起口臭，或易发生龋齿、牙周病。中医学非常讲求口腔清洁保健，经常食后以茶水或温水漱口，食后刷牙，可使口腔保持清洁，令牙齿坚固，并能防止口臭、龋齿等疾病。

（齐洪军）

第四章

药物养生

我们把具有抗老防衰作用的药物叫做益寿延年药物。使用这类药物来达到延缓衰老和强身健体目的的方法，就是药物养生。历代医家在长期的医疗实践中不仅发现了很多延年益寿的药物，而且也创造了不少行之有效的保健养生的方剂，积累了丰富的经验，为人类的健康长寿做出了很大贡献。

第一节 药物养生的机理

一、固护先天和后天

健康长寿的主要条件是先天禀赋强而后天营养足。中医认为，脾胃为后天之本，气血生化之源，机体生命活动需要的营养，都要靠脾胃来供给。肾为先天之本，生命之根，肾气充盛，衰老的速度就会很缓慢。因此，益寿延年方药的防老健身作用，多立足于固护先天和后天，即以护脾补肾为重点，以达到强身保健的目的。

二、着眼补虚和泻实

使用方药延年益寿，就是用药物来补偏救弊，调整机体阴阳气血出现的偏差。机体的偏差，不外虚实两类，虚当补，实当泻。虚多以气血阴阳的不足为主，在方药养生中要以药物进补，气虚者补气，血虚者养血，阴虚者滋阴，阳虚者壮阳，补其不足而使其充盛，使身体强健而延年益寿；实多以气血痰食的郁结、壅滞为主，在方药养生中要以药物宣通来泻实，气郁者理气，血瘀者化瘀，湿痰者化湿，热盛者清热，寒盛者驱寒，从而使邪去正安来达到健康长寿的目的。对正虚邪实并存者，用药当补中有泻，泻中有补，以补偏救弊来调整机体，起到益寿延年的作用。

三、意在调理阴阳平衡

人之所以长寿，全赖阴阳气血的平衡。用方药养生以求益寿延年，就是调整阴阳的偏盛偏衰，使其恢复动态平衡状态。

第二节　药物养生的应用原则

药物养生着眼在补、泻两个方面。用药得当，在一定程度上可起到益寿延年的作用。但药物只是一种辅助的养生措施，在实际应用中，应掌握以下几个原则。

一、不能盲目进补

用补益法进行调养，多用于老年人和体弱多病的人，这

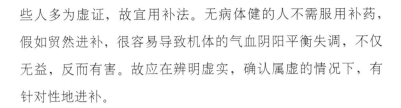

些人多为虚证，故宜用补法。无病体健的人不需服用补药，假如贸然进补，很容易导致机体的气血阴阳平衡失调，不仅无益，反而有害。故应在辨明虚实，确认属虚的情况下，有针对性地进补。

二、补虚不能过度

进补的目的在于调和阴阳，故要做到恰到好处，不可过偏。过偏则有害，反而导致新的阴阳失衡，使机体遭受再次损伤。例如，虽属气虚，但一味大剂补气而不注意适度，补之太过，反而导致气机壅滞，出现胸腹胀满；虽为阴虚，但一味大剂养阴而不注意适度，补阴太过，反而引起阴盛阳衰，出现畏寒肢冷。

三、中医辨证进补

虚人当补，但虚人的具体情况各有不同，故进补时一定要分清脏腑、气血、阴阳、寒热、虚实，然后辨证施补，如气虚者补气，湿痰者化湿等，才能达到益寿延年的目的。

四、实证别补要泻

药物养生固然是年老体弱者益寿延年的方法，以补虚为主也无可厚非；然而，外表体虚而本质属实证者也很多，如气郁者当理气，血瘀者当化瘀，热盛者当清热，寒盛者当驱寒，因此泻实也是抗衰延年的一个主要原则。

五、泻实不伤正气

体盛者要泻实，使其宣泻通利才能让阴阳气血恢复平衡。但在养生中，也要注意攻泻的分寸。不可因其体盛而过分攻泻导致人体正气受损，不但起不到益寿延年的作用，反而造成新的损伤。故药物养生中的泻法，力求达到汗别大泻，清别过寒，下别峻猛……以不伤其正为原则。

第三节 益寿延年中药举例

具有益寿延年作用的中药有很多，历代本草及医家著述均有所记载。这类药品一般都有补益作用，同时也能疗疾，即有病祛病，无病强身延年。可以配方，亦可以单味服用。下面按其功效分补气、养血、滋阴、补阳四类，择要予以介绍。

一、补气类

（一）人参

味甘微苦，性温。可大补元气，生津止渴，对年老气虚，久病虚脱者，尤为适宜。人参一味煎汤，名独参汤，具有益气固脱之功效，年老体弱之人，长服此汤，可强身体，抗衰老。人参切成饮片，每日嚼化，可补益身体，防御疾病，增强机体抵抗能力。

现代药理研究发现，人参可调节网状内皮系统功能，其所含人参皂苷有抗衰老作用。

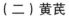

（二）黄芪

味甘，性微温。可补气升阳，益卫固表，利水消肿，补益五脏。久服可壮骨强身，治诸气虚。

现代药理研究发现，黄芪可增强机体抵抗力，具有降压及增强人体免疫功能之功效，有类激素样作用，可改善冠状动脉循环和心脏功能。

（三）茯苓

味甘淡，性平。其药性缓和，可益心脾、利水湿，补而不峻，利而不猛，既可扶正，又可祛邪，为平补之佳品。

将白茯苓磨成细粉，取 15g，与梗米煮粥，名为茯苓粥，常吃茯苓粥，对老年性浮肿、肥胖症均有好处。清代宫廷中，曾把茯苓制成茯苓饼，作为祛病延年的滋补佳品。

现代药理研究发现，茯苓的有效成分 90%以上为茯苓多糖，可增强人体免疫功能，提高机体的抗病能力，并有抗癌作用。

（四）山药

味甘，性平。具有健脾补肺，固肾益精作用。

现代药理研究发现，山药富含淀粉酶、胆碱、黏液质、糖蛋白、氨基酸、脂肪、碳水化合物、维生素 C 等，是滋补佳品。

（五）薏苡仁

味甘淡，性凉。具有健脾、补肺、利尿作用。将薏苡仁洗净，与梗米同煮成粥，也可单味薏苡仁煮粥，具有健脾胃，利水湿，抗癌肿作用。

现代药理研究发现，薏苡仁含有丰富的碳水化合物、蛋白质、脂肪、薏苡素、薏苡醇，以及各种氨基酸。

二、养血类

（一）熟地黄

味甘，性微温。具有补血滋阴之功效。

现代药理研究发现，熟地黄具有很好的强心、利尿、降糖作用。

（二）何首乌

味苦甘涩，性温。具有补益精血，涩精止遗，补益肝肾的作用。

现代药理研究发现，何首乌富含蒽醌类、卵磷脂、淀粉、粗脂肪等，有促进生长发育、强心、降血脂和缓解动脉粥样硬化的作用。

（三）龙眼肉

味甘，性温。具有补心脾，益气血之功效。清代养生家曹庭栋的龙眼肉粥，用龙眼肉 15g，红枣 10g，粳米 60g，一并煮粥，具有养心、安神、健脾、补血作用。

现代药理研究发现，龙眼肉内含有维生素 A 和 B、葡萄糖、蔗糖及酒石酸等，对心悸有一定疗效。

（四）阿胶

味甘，性平。具有补血滋阴，止血安胎，利小便，润大

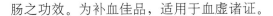

肠之功效。为补血佳品，适用于血虚诸证。

近代研究发现，阿胶含有胶原、多种氨基酸、钙、硫等成分，具有加速生成红细胞和血红蛋白，促进血液凝固作用，故善于补血、止血。

（五）紫河车

来源于健康人的干燥胎盘，味甘咸，性微温。具有养血、补气、益精等功效。紫河车可单味服用，也可配方服用。单味服用，可炖食，亦可研末服。取新鲜胎盘一个，挑去血络，漂洗干净后，炖熟食用；或洗净后，烘干，研为细末，每次 3 ~ 10g，温水冲服。

近代实验研究及临床实践证明，紫河车有激素样作用，可促进乳腺和子宫的发育；由于胎盘 γ 球蛋白含抗体及干扰素，故能增强人体的抵抗能力，具有增强免疫和抗过敏作用。

三、滋阴类

（一）枸杞子

味甘，性平。具有滋肾润肺，平肝明目的功效。《太平圣惠方》载有枸杞粥，用枸杞子 30g，粳米 60g，煮粥食用，对中老年因肝肾阴虚所致的头晕目眩，腰膝疲软，久视昏暗，及老年性糖尿病等，有一定效用。

近代研究发现，枸杞子含有甜菜碱、胡萝卜素、硫胺、核黄素、烟酸、抗坏血酸、钙、磷、铁等成分，具有抑制脂肪在肝细胞内沉积，防治脂肪肝，促进肝细胞新生的作用。

（二）玉竹

味甘，性平。可养阴润肺、除烦止渴，对老年阴虚之人尤为适宜。

近代研究证明，玉竹有降血糖及强心作用，对于糖尿病患者、心悸患者，有一定作用。玉竹补而不腻，凡津液不足之症，皆可应用；但胃部胀满，湿痰盛者，应慎用或忌用。

（三）黄精

味甘，性平。具有益脾胃，润心肺，填精髓的作用。

近代研究证明，黄精具有降压作用，对防治动脉粥样硬化及肝脏脂肪浸润也有一定效果。

（四）桑葚

味苦，性寒。可补益肝肾，具有滋阴养血的功效。将桑葚水煎，过滤去滓，装于陶瓷器皿中，文火熬成膏，兑适量白蜜，贮存于瓶中。日服2次，每次9～15g（约1～2汤匙），温开水调服。具有滋补肝肾，聪耳明目之功能。

近代药理研究证明，桑葚含有葡萄糖、果糖、鞣酸、苹果酸（丁二酸）、钙质、无机盐、维生素A和D等成分。临床上用于贫血、神经衰弱、糖尿病及阴虚型高血压。

（五）女贞子

味甘微苦，性平。可滋补肝肾，强阴明目。其补而不腻，但性质偏凉，脾胃虚寒泄泻及阳虚者慎用。

近代研究证明，女贞子的果皮中含三萜类物质，如齐墩果酸、右旋甘露醇、葡萄糖。种子含脂肪油，其中有软脂酸、

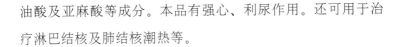

油酸及亚麻酸等成分。本品有强心、利尿作用。还可用于治疗淋巴结核及肺结核潮热等。

四、补阳类

（一）菟丝子

味甘辛，微温。具有补肝肾、益精髓、坚筋骨、益气力的功效。

现代研究证明，菟丝子含树脂样的糖体、大量淀粉酶、维生素 A 类物质等。

（二）鹿茸

味甘咸，性温。具有补肾阳，益精血，强筋骨的功效。单味鹿茸可冲服，亦可炖服。冲服时，鹿茸研细末，每服 0.5 ～ 1g。炖服时，鹿茸 1.5 ～ 4.5g，放杯内加水，隔水炖服。阴虚火旺者及肺热、肝阳上亢者忌用。

近代科学研究证明，鹿茸含鹿茸精，系雄性激素，又含磷酸钙、碳酸钙的胶质，软骨及氯化物等。鹿茸能减轻疲劳、提高工作效率，改善饮食和睡眠；可促进红细胞、血红蛋白、网状红细胞的新生，促进创伤骨折和溃疡的愈合，是一种良好的全身强壮药物。

（三）肉苁蓉

味甘咸，性温。具有补肾助阳，润肠通便的功效。本品单味服用，可以水煎，每次 6 ～ 15g 内服。亦可煮粥食用，肉苁蓉加大米、羊肉煮粥。有补肝肾、强身体的功用。

近代研究证明，肉苁蓉含有列当素、微量生物碱、苷类、有机酸类物质，具有性激素样作用，还有降压、强心、强壮、增强机体抵抗力等作用。

（四）杜仲

味甘，性温。具有补肝肾、强筋骨、安胎的功效。

近代科学研究证明，杜仲含有杜仲酸，为异戊己烯的聚合体，还含有树脂。动物实验证明，杜仲有镇静和降血压作用。

第四节　益寿延年方的组方原则

益寿延年方剂大多是针对年老体弱者而设，补益法是其组方的主要方法。历代医籍所载益寿延年之方多以补脾、补肾为主。方剂的组成是以辨证为依据，药物间的配伍有君、臣、佐、使之分，要求有机配合，互相协调，共同达到预期的目的。其组方原则有以下几个。

一、动静结合

大凡益寿延年方剂，多有补益之功效，对于年老、体弱之人多有补益。但补益之品，多壅滞凝重，守而不走，如补脾用甘，但甘味过浓，则易壅气，即所谓"甘能令人中满"；养血宜用阴柔之味，然阴柔者易黏腻凝重，如熟地、大枣之类，此即所谓药之静者。而补益之意要在补其所需，药至虚处方可得补，故药入机体，需藉气血之循行方可布散，要有引经之药方可补有所专。血宜流则通，气宜理则散，故行气、活血之味，乃药之动者。动静结合，亦补亦理，亦养亦行，相得益彰，方可发挥补益之功效，达到补而不滞，补而无弊，补得其所。所以动静结合乃是延年益寿补益方剂的重要组方原则之一。四君子汤中用茯苓，四物汤中用川芎，归脾汤中用木香，皆属动静结合之配伍。

二、补泻结合

补泻结合既是益寿延年的药物应用原则，也是方剂组方的配伍原则之一。

药物养生是以抗衰防老，益寿延年为目的，无论在用药上是补、是泻，都是调节人体的阴阳气血平衡，使之归于阴平阳秘的状态，故在实际应用中应视机体情况而定。对于老年人而言，有其脏腑气血衰弱之虚的一面，也有火、气、痰、食及感受外邪实的一面。宜根据具体情况，虚者补虚，实者泻实，补与泻结合。视其虚、实的轻重而有所侧重，采用补泻结合的方法。补中有泻，以防止补之太过，补之有偏；泻中有补，以防止泻之太猛，泻之有伤。这样才能保证补而不偏，泻而不伤，以达到养生益寿的目的。六味地黄丸中，以熟地、山药、山萸肉之补，合茯苓、丹皮、泽泻之泻，共奏补益肝肾之功，则组方以补泻结合为原则的道理即十分具体而明确了。

三、寒热适中

药性有寒、热、温、凉之别，组方有君、臣、佐、使之分。

益寿延年方药多用于老年人，故在遣方用药方面，也应注意药性问题。使用药物，不宜过偏，过寒则伤阳，过热则伤阴；凉药过多则成寒，温药过多则成热。为防止过偏，在组方时，多寒、热相伍而用。如：在一派寒凉药中配以少许热药，或在一派温热药中加少许寒凉之品，使整个方剂寒而无过，热而无燥，寒热适中，即得其中和，有养生益寿之功，而无寒热过偏之害。

四、相辅相成

传统的益寿延年方药的组方，往往是立足于辨证，着眼于机体全局而遣药组方的。年老体弱之人机体代谢的各个方面往往不是十分协调，常常是诸多因素交织在一起，如：阴阳平衡失调，气血精津的相互影响，脏腑、经络的不和谐，表里内外的协同统一失控，出入升降的虚实偏差等。虽然方药都有其调治的重点，即其主治方向，但也必须考虑到与之有关的其他方面。药物的有机配合，可以突出其主治功效，兼顾其旁证、兼证，做到主次分明，结构严谨。药物配伍应用的目的，就是通过药物间的相互搭配，相辅相成来体现的。益寿延年中药方剂即是以补益为重点，辅以其他而组成的。所以常常可以在方药中看到，有补有泻，有升有降，有塞有通，有开有阖，有寒有热。开、阖、补、泻合用，则补而不滞，滋而不腻，守而不呆，流通畅达；升、降、通、塞并用，则清、浊运行有序，出、入得宜，各循其常；寒热并用，可纠太过

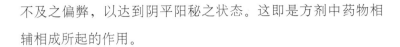

不及之偏弊，以达到阴平阳秘之状态。这即是方剂中药物相
辅相成所起的作用。

第五节 益寿延年名方举例

一、健脾益气方

本类方药均以培补后天脾胃为主，辅以其他法则，兼而
用之。脾居中央，以溉四旁，脾胃健旺，斡旋之力充实，则
周身皆得其养，气血充盛，便可延缓衰老。

（一）人参固本丸（《养生必用方》）

成分：人参、天门冬、麦冬、生地黄、熟地黄、白蜜。

功效：益气养阴。

主治：气阴两虚，气短乏力，口渴心烦，头昏腰酸。

（二）仙术汤（《和剂局方》）

成分：苍术、枣肉、杏仁、干姜、甘草黄、白盐。

功效：温中健脾。原书云："常服延年，明目驻颜，轻身
不老。"

主治：脾胃虚寒，痰湿内停。

（三）八珍糕（《外科正宗》）

成分：茯苓、莲子、芡实、扁豆、薏米、藕粉、党参、白术、
白糖。

功效：健脾养胃，益气和中。

主治：年迈体衰，脏腑虚损，脾胃薄弱，食少腹胀，面

黄饥瘦，腹痛便溏等。

二、益肾方

历代方书所载之延年益寿方剂，以补肾者居多，其法有补阴、补阳、阴阳双补等。肾为先天之本，元阴元阳所居，肾气旺盛，则延缓衰老而增寿。

（一）乌麻散（《千金翼方》）

成分：纯黑乌麻，量不拘多少。

功效：补肾润燥。原书云："久服百病不生；常服延年不老，耐寒暑。"

主治：老年人肾虚津亏，肌肤干燥，大便秘结。

（二）胡桃丸（《御药院方》）

成分：胡桃仁捣膏、破故纸、杜仲、萆薢。

功效：补肾气，壮筋骨。

主治：老年人肾气虚衰，腰膝酸软无力。

（三）何首乌丸（《太平圣惠方》）

成分：何首乌、熟地黄、地骨皮、牛膝、桂心、菟丝子、肉苁蓉、制附子、桑葚子、柏子仁、薯蓣、鹿茸、芸苔子、五味子、白蜜。

功效：滋补肝肾。原书云："补益下元，黑鬓发，驻颜容。"

主治：老年人肾之阴阳俱虚，腰膝无力，心烦难寐。

（四）延寿丹（《丹溪心法》）

成分：天门冬、远志、山药、巴戟天、柏子仁、泽泻、

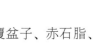

熟地黄、川椒（炒）、生地黄、枸杞、茯苓、覆盆子、赤石脂、车前子、杜仲（炒）、菟丝子、牛膝、肉苁蓉、当归、地骨皮、人参、五味子、白蜜。

功效：滋肾阴，补肾阳。

主治：治疗老年人腰痠腿软，头晕乏力，阳痿尿频。

（五）八仙长寿丸（《寿世保元》）

成分：生地黄、山茱萸、白茯神、牡丹皮、五味子、麦冬、干山药、益智仁、白蜜。

功效：滋补肾阴。原书云："年高之人，阴虚筋骨萎弱无力。……并治形体瘦弱无力，多因肾气久虚，憔悴盗汗。发热作渴。"

主治：老年人肾亏肺燥，喘嗽口干，腰膝无力。

（六）十全大补汤（《寿世保元》）

成分：人参、白术、白茯苓、当归、川芎、白芍、熟地黄、黄芪、肉桂、麦冬、五味子、炙甘草、生姜、大枣。

功效：健脾益肾。

主治：治老年气血衰少，倦怠乏力，能养气益肾，制火导水，使机关利而脾土健。

（七）还少丸（《奇妙良方》）

成分：山药、牛膝、远志去芯、山萸肉、楮实、五味子、巴戟天、石菖蒲、肉苁蓉、杜仲、舶茴香、枸杞子、熟地黄、白蜜、大枣。

功效：补益肾气。

主治：可大补真气虚损，肌体瘦，目暗耳鸣，气血凝滞，脾胃怯弱，饮食无味等。

（八）仙茅丸（《圣济总录》）

成分：仙茅、羌活、白术、狗脊、防风、白茯苓、姜黄、菖蒲、白牵牛、威灵仙、何首乌、苍术、白蜜。

功效：散风通络，补肾健脾。

主治：年老体弱，脾肾虚弱，腰膝疼痛。

（九）延龄固本丹（《万病回春》）

成分：菟丝子、肉苁蓉、天门冬、麦冬、生地黄、熟地黄、山药、牛膝、杜仲、巴戟天、枸杞、山萸肉、人参、白茯苓、五味子、木香、柏子仁、覆盆子、车前子、地骨皮、石菖蒲、川椒、远志肉、泽泻。

功效：益肾壮阳。

主治：诸虚百损，中年阳事不举，未至五十须发先白。

（十）不老丸（《寿亲养老新书》）

成分：人参、川牛膝、当归、菟丝子、巴戟天、杜仲、生地黄、熟地黄、柏子仁、石菖蒲、枸杞子、地骨皮、白蜜。

功效：补肾充元，益气安神。

主治：老年人头昏头痛，烦躁不安，精神疲惫，倦怠乏力。

（伏新顺）

第三篇

疾病篇

第一章

浅谈慢性萎缩性胃炎及其癌变

提到慢性萎缩性胃炎，很多患者就会联想到癌变，查出萎缩性胃炎紧张得吃不下饭、睡不着觉。的确，慢性萎缩性胃炎治疗有一定的困难，可能会发生癌变。其实，在临床上萎缩性胃炎大多数都是轻度的、局部的，癌变的概率是很低的，变化的过程是很慢的。

正确的认识、正规的诊疗是关键。按照目前胃镜检查技术发展和普及程度，完全能够监察病变，并能发现早期癌变。一旦发生癌变，现在医生所掌握的胃镜微创 ESD(内镜下黏膜剥脱术) 治疗技术，完全有可能切除早期肿瘤病灶。

一、多大岁数了？

慢性萎缩性胃炎很常见，占慢性胃炎的 25.8%，随着年龄的增大，萎缩性胃炎比例更高，70～80 岁人群高达 60%～70%。可以说，老年人发生不同程度的胃黏膜萎缩，是一种生理性的自然老化过程，应该坦然地面对。如果中青年人查出萎缩性胃炎就要重视了，一定要查明发生萎缩性胃

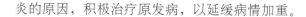

炎的原因，积极治疗原发病，以延缓病情加重。

二、有症状吗？

查出萎缩性胃炎，如果没有任何症状或仅有些胃部的不适，说明萎缩性胃炎比较轻；如出现上腹痛、嘈杂、反酸等胃酸增多症状，也说明萎缩性胃炎不严重，可能仅仅是局部胃萎缩；如果反复出现上腹饱胀、胃口不好、早饱、厌食等症状时，说明是典型萎缩性胃炎，已影响到了胃酸的分泌和消化吸收功能；如果同时伴有消瘦、贫血等表现时，说明胃黏膜萎缩范围很大。

三、胃镜查了吗？

仅有上腹饱胀、胃口不好、早饱、厌食等症状时，还不能诊断是萎缩性胃炎，一定要通过胃镜检查。胃镜检查诊断的慢性胃炎病例中 17% 是萎缩性胃炎。胃镜下典型萎缩性胃炎表现为黏膜红白相间，以白相为主，皱襞低平，黏膜下血管显露，可伴有颗粒或结节改变。胃镜识别萎缩病变有一定误差，胃镜诊断萎缩性胃炎敏感性仅 42%，也就是说有半数以上萎缩病变胃镜查不出来，故要以病理诊断为标准。

四、病理查了吗？

胃镜检查怀疑萎缩性胃炎时，一定要做病理检查。目前病理是公认的诊断萎缩性胃炎的金标准，可发现萎缩性胃炎严重程度、伴随病变肠化、不典型增生等病变。最好同时做

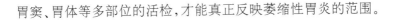

胃窦、胃体等多部位的活检，才能真正反映萎缩性胃炎的范围。

五、发现有肠化吗？

查出萎缩性胃炎，如病理未发现肠化，说明萎缩很轻；如果报告轻、中度肠化，说明萎缩不太严重。慢性胃炎病例中 26.6% 伴肠化。萎缩性胃炎胃黏液分泌会减少，为弥补黏液分泌不足，胃黏膜层会出现大量的杯状细胞来分泌黏液，因细胞与小肠和大肠的杯状细胞相似，故称肠上皮化生，简称肠化。通常有萎缩就有肠化，萎缩越重肠化越重。至今尚没有肠化的杯状细胞直接发展成胃癌的客观证据，但是当有大肠型或不完全型肠化时说明萎缩严重，癌变风险就会相对增加。

六、有不典型增生吗？

查出萎缩性胃炎，病理未发现不典型增生，说明萎缩并不严重。慢性胃炎病例中 7.3% 报告伴有不典型增生。黏膜萎缩到一定程度时，萎缩部位就会出现细胞异常增生，这种异常增生的细胞和组织与正常细胞组织结构完全不同，又称异型增生，因增生的细胞会转化为肿瘤，又称上皮内瘤变。病理诊断轻度和中度不典型增生（异型增生、上皮内瘤变）发展到重度还有一个相当的过程。

七、萎缩肠化并不可怕，认清三个"二"很重要

"胃镜病理提示萎缩、肠化，我该怎么办？"——这是消

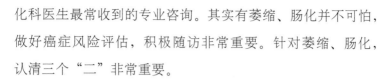

化科医生最常收到的专业咨询。其实有萎缩、肠化并不可怕，做好癌症风险评估，积极随访非常重要。针对萎缩、肠化，认清三个"二"非常重要。

（一）两个概念——癌前状态和早癌

萎缩、肠上皮化生（简称"肠化"），均属于癌前状态，而异型增生（新指南已更替为上皮内瘤变）已经无限接近于癌，需要引起高度重视。低级别上皮内瘤变尚可观察，高级别上皮内瘤变已归入早癌，需要内镜下手术干预。早癌是指癌症已经发生，但病灶局限且深度不超过黏膜下层的胃癌，不论有无局部淋巴结转移。

因此，慢性胃炎到胃癌发生的过程可以总结为：慢性浅表性胃炎→慢性萎缩性胃炎→肠上皮化生→异型增生→胃癌。不同的阶段，对应不同的癌症风险，而风险越高，提示越需要积极处理及随访。而大家担心的萎缩、肠上皮化生的癌变率还是相对很低的，不必过分恐慌。

（二）两个评级系统——OLGA 和 OLGIM

发现萎缩、肠化或上皮内瘤变，如何来预测癌症风险呢？就不得不提出两个重要的评分系统，OLGA 和 OLGIM 评分。而完成此评分，需要内镜医师的专业配合。

胃炎分类的新悉尼系统（Updated Sydney System）（1994 年）强调了胃黏膜活检部位和活检块数（常规需要活检 5 块：胃窦大、小弯各 1 块，胃角 1 块，胃体大、小弯各 1 块），对炎症、活动性、萎缩、化生和幽门螺杆菌（Hp）感

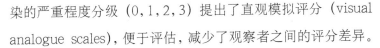

染的严重程度分级（0，1，2，3）提出了直观模拟评分（visual analogue scales），便于评估，减少了观察者之间的评分差异。

OLGA（operative link for gastritis assessment，意译为"可操作的与胃癌风险联系的胃炎评估"）和OLGIM（operative link for gastric intestinal metaplasia assessment，意译为"可操作的与胃癌风险联系的肠化生评估"）是由慢性胃炎分类新悉尼系统发展而来的胃癌风险分期方法。

（三）两个治疗对策——根除 Hp 和积极内镜随访

只要内镜发现萎缩、肠化、异型增生，对于那些合并有幽门螺杆菌（Hp）感染的人群，根据 2015 日本东京幽门螺杆菌全球共识，首先需要进行四联 Hp 根除疗法，Hp 杀菌结束 1 个月后吹气复查是否根除成功。

其次，需要制定合理的随访计划。OLGA 或 OLGIM Ⅲ期或Ⅳ期属胃癌高风险患者，为确定随访时间可适当简化为 ABC（D）法。对于 C 级及 D 级的高危及极高危患者随访时间分别为每 2 年一次及每 1 年一次。若不适症状反复或出现报警症状（包括呕血、黑便等），需要及时就诊，不要拘泥于随访年限。

综上所述，萎缩、肠化并不可怕，没有必要因此而焦虑，导致花费大量不必要的医疗开支。根据指南推荐的要求，积极随访，及时处理，就可以避免胃癌。

八、中医药治疗

慢性胃炎中医病名诊断以症状诊断为主。以胃痛为主症者，诊为"胃脘痛"；以胃脘部胀满为主症者，诊为"痞满"；若胃痛或胃脘部胀满症状不明显者，可根据主要症状诊断为"反酸""嘈杂"等病。

（一）病因病机

1. 病因　胃在生理上以和降为顺，在病理上因滞而病，慢性胃炎主要与脾胃虚弱、情志失调、饮食不节、药物、外邪（幽门螺杆菌感染）等多种因素有关。上述因素损伤脾胃，致运化失司，升降失常，而发生气滞、湿阻、寒凝、火郁、血瘀等，表现为胃痛、胀满等症状。

2. 病位　慢性胃炎病位在胃，与肝、脾两脏密切相关。

3. 病机　慢性胃炎的病机可分为本虚和标实两个方面。本虚主要表现为脾气（阳）虚和胃阴虚，标实主要表现为气滞、湿热和血瘀。脾虚、气滞是疾病的基本病机，血瘀是久病的重要病机，在胃黏膜萎缩发生发展乃至恶变的过程中起着重要作用。

4. 病机转化　慢性胃炎的辨证应当审证求因。其病机与具体的临床类型有关，总体而言，在临床上常表现为本虚标实、虚实夹杂之证。早期以实证为主，病久则变为虚证或虚实夹杂；早期多在气分，病久则兼涉血分。慢性非萎缩性胃炎以脾胃虚弱，肝胃不和证多见；慢性萎缩性胃炎以脾胃虚弱，气滞血瘀证多见；慢性胃炎伴胆汁反流以肝胃不和证多见；伴幽门螺杆菌感染以脾胃湿热证多见；伴癌前病变者以气阴两虚、气滞血瘀、湿热内阻证多见。

（二）辨证分型

结合现有共识和标准，采用定量的文献统计方法，对临床常用的相对单一证候进行统计，确定常见证候为肝胃不和证（包括肝胃气滞证和肝胃郁热证）、脾胃湿热证、脾胃虚弱证（包括脾胃气虚证和脾胃虚寒证）、胃阴不足证及胃络瘀阻证。上述证候可单独出现，也可相兼出现，临床应在辨别单一证候的基础上辨别复合证候。常见的复合证候有肝郁脾虚证、脾虚气滞证、寒热错杂证、气阴两虚证、气滞血瘀证、虚寒夹瘀证、湿热夹瘀证等。同时，随着病情的发展变化，证候也呈现动态变化的过程，需认真甄别。

1. 辨证标准

（1）肝胃不和证

肝胃气滞证

主症：①胃脘胀满或胀痛；②胁肋部胀满不适或疼痛。

次症：①症状因情绪因素诱发或加重；②嗳气频作。

舌脉：①舌淡红，苔薄白；②脉弦。

肝胃郁热证

主症：①胃脘灼痛；②两胁胀闷或疼痛。

次症：①心烦易怒；②反酸；③口干；④口苦；⑤大便干燥。

舌脉：①舌质红，苔黄；②脉弦或弦数。

（2）脾胃湿热证

主症：①脘腹痞满或疼痛；②身体困重；③大便黏滞或溏滞。

次症：①食少纳呆；②口苦；③口臭；④精神困倦。

舌脉：①舌质红，苔黄腻；②脉滑或数。

（3）脾胃虚弱证

脾胃气虚证

主症：①胃脘胀满或胃痛隐隐；②餐后加重；③疲倦乏力。

次症：①纳呆；②四肢不温；③大便溏薄。

舌脉：①舌淡或有齿印，苔薄白；②脉虚弱。

脾胃虚寒证

主症：①胃痛隐隐，绵绵不休；②喜温喜按。

次症：①劳累或受凉后发作或加重；②泛吐清水；③精神疲倦；④四肢倦怠；⑤腹泻或伴不消化食物。

舌脉：①舌淡胖，边有齿痕，苔白滑；②脉沉弱。

（4）胃阴不足证

主症：①胃脘灼热疼痛；②胃中嘈杂。

次症：①似饥而不欲食；②口干舌燥；③大便干结。

舌脉：①舌红少津或有裂纹，苔少或无；②脉细或数。

（5）胃络瘀阻证

主症：胃脘痞满或痛有定处。

次症：①胃痛日久不愈；②痛如针刺。

舌脉：①舌质暗红或有瘀点、瘀斑；②脉弦涩。

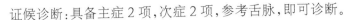

证候诊断:具备主症 2 项,次症 2 项,参考舌脉,即可诊断。

2. **微观辨证** 微观辨证是以胃镜为工具,在胃镜直视下,观察胃黏膜的颜色、色泽、质地、分泌物、蠕动及黏膜血管等情况,以识别证型。研究显示,胃镜下辨证有一定的临床价值,尤其是对于临床无症状或长期治疗而疗效不佳者。鉴于文献报道的微观辨证分型标准并不完全一致,共识制定小组经过讨论,拟定了微观分型的参考标准,以供临床参考。

(1) 肝胃不和证:胃黏膜急性活动性炎性反应,或伴胆汁反流,胃蠕动较快。

(2) 脾胃湿热证:胃黏膜充血水肿,糜烂明显,黏液黏稠混浊。

(3) 脾胃虚弱证:胃黏膜苍白或灰白,黏膜变薄,黏液稀薄而多,或有黏膜水肿,黏膜下血管清晰可见,胃蠕动减弱。

(4) 胃阴不足证:黏膜表面粗糙不平,变薄变脆,分泌物少,皱襞变细或消失,呈龟裂样改变,或可透见黏膜下小血管网。

(5) 胃络瘀阻证:胃黏膜呈颗粒或结节状,伴黏膜内出血点,黏液灰白或褐色,血管网清晰可见,血管纹暗红。

(三)临床治疗

1. **治疗目标** 慢性胃炎中医药治疗以改善患者症状、提高患者生活质量为主,同时关注胃黏膜糜烂、萎缩、肠上皮化生、上皮内瘤变(异型增生)等病变。

2. **治疗原则** 中医药对慢性胃炎的主要干预手段有药物治疗、针灸疗法等,临床可根据具体情况选择合适的治疗方式,并配合饮食调节、心理疏导等方法综合调治。治疗过程中,应当审证求因,辨证施治;对于病程较长、萎缩、肠上皮化生者,在辨证准确的基础上, 可守方治疗。

3. 辨证论治

(1)肝胃不和证

肝胃气滞证

治法:疏肝理气和胃。

主方:柴胡疏肝散(《景岳全书》)。

药物:柴胡、陈皮、枳壳、芍药、香附、川芎、甘草。

加减:胃脘疼痛者可加川楝子、延胡索;嗳气明显者,可加沉香、旋覆花。

肝胃郁热证

治法:清肝和胃。

主方:化肝煎(《景岳全书》)合左金丸(《丹溪心法》)。

药物:青皮、陈皮、白芍、牡丹皮、栀子、泽泻、浙贝母、黄连、吴茱萸。

加减:反酸明显者可加乌贼骨、瓦楞子;胸闷胁胀者,可加柴胡、郁金。

(2)脾胃湿热证

治法:清热化湿。

主方:黄连温胆汤(《六因条辨》)。

药物:半夏、陈皮、茯苓、枳实、竹茹、黄连、大枣、甘草。

加减:腹胀者可加厚朴、槟榔;嗳食酸腐者可加莱菔子、

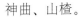

神曲、山楂。

（3）脾胃虚弱证

脾胃气虚证

治法：益气健脾。主方：香砂六君子汤（《古今名医方论》）。

药物：木香、砂仁、陈皮、半夏、党参、白术、茯苓、甘草。

加减：痞满者可加佛手、香橼；气短、汗出者可加炙黄芪；四肢不温者可加桂枝、当归。

脾胃虚寒证

治法：温中健脾。

主方：黄芪建中汤（《金匮要略》）合理中汤（《伤寒论》）。

药物：黄芪、芍药、桂枝、生姜、大枣、饴糖、党参、白术、干姜、甘草。

加减：便溏者可加炮姜炭、炒薏苡仁；畏寒明显者可加炮附子。

（4）胃阴不足证

治法：养阴益胃。

主方：一贯煎（《续名医类案》）。

药物：北沙参、麦冬、地黄、当归、枸杞子、川楝子。

加减：胃痛明显者加芍药、甘草；便秘不畅者可加瓜蒌、火麻仁。

（5）胃络瘀阻证

治法：活血化瘀。

主方：失笑散（《太平惠民和剂局方》）合丹参饮（《时方

歌括》)。

药物：五灵脂、蒲黄、丹参、檀香、砂仁。

加减：疼痛明显者加延胡索、郁金；气短、乏力者可加黄芪、党参。

对于临床症状复杂、多个证候相兼的患者，用成方组成相应的切合病机的合方治疗可提高治疗的效果，简化处方的程序。如慢性非萎缩性胃炎，其病机表现为脾胃虚弱，肝胃不和，故可用脾胃虚弱证的主方香砂六君子汤与肝胃不和证的主方柴胡疏肝散合方化裁。慢性萎缩性胃炎、慢性胃炎伴胆汁反流等也可据此方法处方。

4. 辨病论治　辨病论治、专病专方是慢性胃炎中医临床实践的重要组成部分。其原理是在认识慢性胃炎基本病机的基础上，拟定方剂，并随证化裁。从临床用方的组成来看，多数为各单一证候用方所组成的合方。

（1）对于无明显临床症状者，可采用辨病论治并结合舌脉、内镜下胃黏膜表现的辨证结果施治，具体病机可参考"病机转化"及"微观辨证"部分。

（2）在幽门螺杆菌阳性的慢性胃炎患者中，如果有明显的临床症状，或伴萎缩、糜烂、肠上皮化生、上皮内瘤变等，或有胃癌家族史者，根除幽门螺杆菌是必要的。关于幽门螺杆菌的根除指征及用药方案，具体可参照相关幽门螺杆菌共识。辨证属脾胃湿热证的患者也可配合使用具有清热化湿功效的方剂（如黄连温胆汤、半夏泻心汤）提高疗效。

慢性胃炎伴胃黏膜充血、糜烂时，可加用中药三七粉、白及粉、珍珠粉治疗（随汤药冲服或用温水调成糊状口服，空腹时服用），但建议在辨证的基础上使用。伴黏膜内出血者，可在处方中加入化瘀止血之品，如三七粉、白及粉。

对慢性胃炎伴癌前病变者的治疗，非脾胃虚寒者可在复方中加入白花蛇舌草、半枝莲、半边莲，或配合使用活血化瘀类中药丹参、三七、莪术等。

5. 常用中成药

（1）气滞胃痛颗粒：舒肝理气，和胃止痛。用于肝郁气滞，胸痞胀满，胃脘疼痛。

（2）胃苏颗粒：理气消胀，和胃止痛。用于气滞型胃脘痛，症见胃脘胀痛，窜及两胁，得嗳气或矢气则舒，情绪郁怒则加重，胸闷食少，排便不畅；慢性胃炎见上述证候者。

（3）温胃舒胶囊：温中养胃，行气止痛。用于中焦虚寒所致的胃痛，症见胃脘冷痛、腹胀嗳气、纳差食少、畏寒无力；慢性萎缩性胃炎、浅表性胃炎见上述证候者。

（4）虚寒胃痛颗粒：益气健脾，温胃止痛。用于脾虚胃弱所致的胃痛，症见胃脘隐痛、喜温喜按、遇冷或空腹加重；慢性萎缩性胃炎见上述证候者。

（5）健胃消食口服液：健胃消食。用于脾胃虚弱所致的食积，症见不思饮食、嗳腐吞酸、脘腹胀满；消化不良见上述证候者。

（6）养胃舒胶囊：扶正固体，滋阴养胃，调理中焦，行气消导。用于慢性萎缩性胃炎、慢性胃炎所引起的胃脘灼热胀痛，手足心热，口干、口苦，纳差，消瘦等症。

（7）荜铃胃痛颗粒：行气活血，和胃止痛。用于气滞血瘀引起的胃脘胀痛、刺痛；慢性胃炎见有上述证候者。

（8）摩罗丹（浓缩丸）：和胃降逆，健脾消胀，通络定痛。用于慢性萎缩性胃炎症见胃疼、胀满、痞闷、纳呆、嗳气等症。

（9）胃复春：健脾益气，活血解毒。用于治疗慢性萎缩性胃炎胃癌前期病变、胃癌手术后辅助治疗、慢性浅表性胃炎属脾胃虚弱证者。

（10）达立通颗粒：清热解郁，和胃降逆，通利消滞。用于肝胃郁热所致痞满证，症见胃脘胀满、嗳气、纳差、胃中灼热、嘈杂泛酸、脘腹疼痛、口干口苦。

（11）金胃泰胶囊：行气活血，和胃止痛。用于肝胃气滞，湿热瘀阻所致的急慢性胃肠炎、胃及十二指肠溃疡等。

（12）胃康胶囊：行气健胃，化瘀止血，制酸止痛。用于气滞血瘀所致的胃脘疼痛、痛处固定、吞酸嘈杂，慢性胃炎见上述症状者。

（13）三九胃泰颗粒：清热燥湿，行气活血，柔肝止痛。用于湿热内蕴、气滞血瘀所致的胃痛，症见脘腹隐痛、饱胀反酸、恶心呕吐、嘈杂纳减；浅表性胃炎、糜烂性胃炎、萎缩性胃炎见上述证候者。

（14）荆花胃康胶丸：理气散寒，清热化瘀。用于寒热错杂症，气滞血瘀所致的胃脘胀闷疼痛、嗳气、反酸、嘈杂、口苦。

（15）甘海胃康胶囊：健脾和胃，收敛止痛。用于脾虚气滞所致的胃及十二指肠溃疡、慢性胃炎。

（16）东方胃药胶囊：舒肝和胃，理气活血，清热止痛。用于肝胃不和，瘀热阻络所致的胃脘疼痛、嗳气、吞酸、嘈杂、饮食不振、躁烦易怒等，以及胃溃疡、慢性浅表性胃炎见上述证候者。

（17）延参健胃胶囊：健脾和胃，平调寒热，除痞止痛。用于治疗本虚标实，寒热错杂之慢性萎缩性胃炎，症见胃脘痞满、疼痛、纳差、嗳气、嘈杂、体倦乏力等。

（18）胆胃康胶囊：舒肝利胆，清利湿热。用于肝胆湿热所致的胁痛、黄疸，以及胆汁反流性胃炎、胆囊炎见上述症状者。

6. 针灸治疗

（1）针刺治疗：针灸治疗对慢性胃炎的症状改善有作用，用温针配合艾灸，可有效地缓解慢性胃炎脾胃虚寒证患者的症状，提高生活质量。

针灸治疗常用取穴有足三里、中脘、胃俞、脾俞、内关等。肝胃不和加肝俞、太冲、期门；伴郁热加天枢、丰隆；脾胃虚弱者加脾俞、梁丘、气海；胃阴不足加三阴交、太溪；脾胃虚寒重者，可灸上脘、中脘、下脘、足三里；兼有恶心、呕吐、嗳气者，加上脘、内关、膈俞；痛甚加梁门、内关、公孙；消化不良者加合谷、天枢、关元、三阴交；气滞血瘀证加太冲、血海、合谷；气虚血瘀证加血海、膈俞等；兼有实证者用针刺，虚证明显者用灸法；虚实夹杂，针灸并用。

（2）艾灸治疗：取穴中脘、气海、内关、足三里、神阙，配脾俞、肝俞、肾俞、上脘、关元等，按艾卷温和灸法操作，每次选用 3 ～ 5 穴，每次每穴施灸 10 ～ 20 分钟，每日灸治 1 ～ 2 次，5 ～ 10 次为一疗程。寒邪犯胃和脾胃虚寒者，中脘、气海、神阙、足三里、脾俞、胃俞、阿是穴施行一般灸法或隔姜灸（中脘、气海还可施行温针灸），并可加拔火罐。

（3）穴位注射：取穴中脘、足三里、内关、胃俞、脾俞，每穴注射黄芪注射液或维生素 B_6 注射液 0.5ml，每日 1 次，10 次为一疗程。必要时间隔 2 ～ 3 日后可重复一个疗程。

九、西医治疗

（一）消除或削弱攻击因子

1. 根除幽门螺杆菌 幽门螺杆菌感染是慢性胃炎的主要病因之一，因此根除幽门螺杆菌是治疗慢性胃炎的重要方法。

2. 抑酸或抗酸治疗 适用于胃黏膜糜烂或以烧心、泛酸、上腹部饥饿痛等症状为主者。可根据病情或症状的严重程度，选用抗酸剂、H_2 受体阻滞剂（如西咪替丁、雷尼替丁、法莫替丁、尼扎替丁等）或质子泵抑制剂（如奥美拉唑、兰索拉唑、泮托拉唑、雷贝拉唑、艾司奥美拉唑等）。现 H_2 受体阻滞剂已少用，多选用质子泵抑制剂。

3. 其他治疗 针对胆汁反流或服用非甾体抗炎药（NSAIDs）等情况作相应治疗和处理。如有胆汁反流可予抗酸剂及胃黏膜保护剂（常选用铝碳酸镁咀嚼片或铝碳酸镁颗粒）、促胃动力药（如莫沙必利分散片）及利胆药（如熊去氧胆酸片）；长期服用非甾体抗炎药可同时加用质子泵抑制剂及胃黏膜保护剂（如胶体果胶铋胶囊等）。

（二）增强胃黏膜防御能力

适用于胃黏膜糜烂、出血或症状明显者。药物包括兼有杀菌（幽门螺杆菌）作用的胶体铋，兼有抗酸和胆盐吸附作用的铝碳酸制剂和具黏膜保护作用的硫糖铝等。常用的药物有铋剂（德诺、丽珠得乐、果胶铋等）、硫糖铝、麦滋林、米索前列醇、铝碳酸镁咀嚼片或铝碳酸镁颗粒等。

（三）动力促进剂

适用于以上腹饱胀、早饱等症状为主者。常用药物有莫沙必利分散片、马来酸曲美布汀胶囊等。莫沙必利分散片用法为口服每次 5 ~ 10mg，每日 3 次，饭前服用。马来酸曲美布汀胶囊用法为口服每次 0.1g，每日 3 次。

（四）助消化药

适用于萎缩性胃炎、胃酸偏少，或食滞、纳差等症状为主者。常用药物有胃蛋白酶片或合剂、酵母片、多酶片、稀盐酸、胰酶片（得每通）等。胃蛋白酶片用法为口服每次 0.3 ~ 0.6g，每日 3 次。胃蛋白酶合剂用法为口服每次 10 ~ 20ml，每日 3 次。多酶片用法为口服每次 1 ~ 2 片，每日 3 次。胰酶片用法为口服每次 0.3 ~ 1g，每日 3 次。

（五）治疗恶性贫血

慢性萎缩性胃炎合并恶性贫血者应给予维生素 B_{12} 及叶酸片治疗。

（六）抗抑郁或抗焦虑治疗

可用于有明显精神因素的慢性胃炎伴消化不良症状患者，同时应予耐心解释或心理治疗。

（七）及早干预

慢性萎缩性胃炎伴重度不典型增生（现被称为上皮内瘤变）与早期胃癌难以鉴别，可考虑内镜下或外科手术治疗。

十、护理调摄

胃脘痛发作期，患者应卧床休息；缓解期生活应有规律，注意劳逸结合，节制饮食，勿暴饮暴食，同时饮食宜清淡，可进富含营养又易消化的食物，忌肥甘厚味、辛辣醇酒以及生冷之品。养成良好的饮食、卫生习惯，定时进餐，少量多餐，细嚼慢咽。胃酸缺乏者可酌情食用酸性食物，如山楂、食醋等。注意精神调摄，保持乐观开朗，心情舒畅；慎起居，适寒温，防六淫，注意腹部保暖；适当参加体育锻炼，增强体质。患者平时可按揉中脘、内关、足三里、内庭等穴位。

十一、验方治疗

（一）牡蛎苍术散

牡蛎 90g，苍术 90g。将牡蛎壳用火焙干、研面，将苍术晒干、研面，混合搅匀即可。每次 2～3g，每日 3 次，饭后服。适用于气滞湿阻型胃脘痛。

（二）枳术丸

白术 60g，枳实 30g。研成粉末，每次 3g，与米饭（适量）混合为丸状吞服，每日 3 次，饭前服。适用于饮食停滞型胃脘痛。

（三）二黄汤

黄芩 12g，黄连 12g，甘草 6g。用 300ml 水煎至 100ml，每日 3 次，饭后服，中病即止，不可久服。适用于肝胃郁热型胃脘痛。

（四）陈皮水

陈皮 9g。用开水 100ml 冲浸陈皮，放凉后服用。适用于痰湿内阻型胃脘痛。

（高东）

第二章

消化性溃疡的中西医诊治

一、消化性溃疡的概述

消化性溃疡主要指发生于胃和十二指肠的慢性溃疡，是一种多发病、常见病。溃疡的形成有各种因素，其中酸性胃液对黏膜的消化作用是溃疡形成的基本因素，因此得名。酸性胃液接触的任何部位均可发生溃疡，如食管下段、胃肠吻合术后吻合口、空肠以及具有异位胃黏膜的 Meckel 憩室，绝大多数的溃疡发生于十二指肠和胃，故又称胃、十二指肠溃疡。

二、消化性溃疡是怎么引起的?

近年来的实验与临床研究表明，胃酸分泌过多、幽门螺杆菌感染和胃黏膜保护作用减弱等是引起消化性溃疡的主要因素。此外，胃排空延缓和胆汁反流、胃肠肽的作用、遗传因素、药物因素、环境因素和精神因素等，都和消化性溃疡的发生有关。

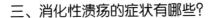

三、消化性溃疡的症状有哪些?

1. 常见症状　上腹不适、胃酸缺乏、上腹胀、食欲不振。消化性溃疡疼痛特点如下。

(1) 长期性：由于溃疡发生后可自行愈合，但愈合后又好复发，故常有上腹疼痛长期反复发作的特点。整个病程平均 6 ~ 7 年，有的可长达一二十年，甚至更长。

(2) 周期性：上腹疼痛呈反复周期性发作，为消化性溃疡的特征之一，尤以十二指肠溃疡更为突出。中上腹疼痛发作可持续几天、几周或更长，继以较长时间的缓解。全年都可发作，但以春、秋季节发作者多见。

(3) 节律性：溃疡疼痛与饮食之间的关系具有明显的相关性和节律性。在一天中，凌晨 3 点至早餐前的一段时间，胃酸分泌量最低，故在此时间内很少发生疼痛。十二指肠溃疡的疼痛好在两餐之间发生，持续不减直至下餐进食或服制酸药物后缓解。一部分十二指肠溃疡患者，夜间的胃酸较多，尤其在睡前曾进餐者，可发生半夜疼痛。胃溃疡疼痛的发生较不规则，常在餐后 1 小时内发生，1 ~ 2 小时后逐渐缓解，直至下餐进食后再出现上述症状。

(4) 疼痛部位：十二指肠溃疡的疼痛多出现于中上腹部，或在脐上方，或在脐上方偏右处；胃溃疡疼痛的位置也多在中上腹，但稍偏高处，或在剑突下和剑突下偏左处。疼痛范围约数厘米直径大小。因为空腔内脏的疼痛在体表上的定位一般不十分确切，所以疼痛的部位也不一定能准确反映溃疡所在解剖位置。

（5）疼痛性质：多呈钝痛、灼痛或饥饿样痛，一般较轻而能耐受，持续性剧痛提示溃疡穿透或穿孔。

（6）影响因素：疼痛常因精神刺激、过度疲劳、饮食不慎、药物影响、气候变化等因素诱发或加重；可因休息、进食、服制酸药、以手按压疼痛部位、呕吐等方法而减轻或缓解。

2.消化性溃疡其他症状与体征

（1）其他症状：除中上腹疼痛外，尚可有唾液分泌增多、烧心、反胃、嗳酸、嗳气、恶心、呕吐等其他胃肠道症状。食欲大多保持正常，但偶可因食后疼痛发作而惧食，以致体重减轻。全身症状可有失眠等神经官能症的表现，或有缓脉、多汗等植物神经系统不平衡的症状。

（2）体征：溃疡发作期，中上腹部可有局限性压痛，程度不重，其压痛部位多与溃疡的位置基本相符。

四、消化性溃疡的检查项目有哪些？

（一）内镜检查

电子胃镜可作为确诊消化性溃疡的主要方法。在内镜直视下，消化性溃疡通常呈圆形、椭圆形或线形，边缘锐利，基本光滑，被灰白色或灰黄色苔膜所覆盖，周围黏膜充血、水肿，略隆起。

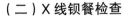

（二）X 线钡餐检查

消化性溃疡的主要 X 线表现是壁龛或龛影，是钡悬液填充溃疡的凹陷部分所造成。在正面观，龛影呈圆形或椭圆形，边缘整齐。因溃疡周围的炎性水肿而形成环形透亮区。

（三）Hp 感染的检测

Hp 感染的检测方法大致分为四类：①直接从胃黏膜组织中检查 Hp，包括细菌培养、组织涂片或切片染色镜检细菌；②用尿素酶试验、呼吸试验、胃液尿素氮检测等方法测定胃内尿素酶的活性；③血清学检查抗 Hp 抗体；④应用多聚酶链反应（PCR）技术测定 Hp-DNA。细菌培养是诊断 Hp 感染最可靠的方法。

（四）胃液分析

正常男性和女性的基础胃酸分泌量（BAO）平均分别为 2.5mmol/h 和 1.3mmol/h（0 ~ 6mmol/h），男性和女性十二指肠溃疡患者的 BAO 平均分别为 5.0mmol/h 和 3.0mmol/h。当 BAO>10mmol/h，常提示胃泌素瘤的可能。五肽胃泌素按 6μg/kg 注射后，十二指肠溃疡者最大胃酸分泌量（MAO）常超过 40mmol/h。由于各种胃病的胃液分析结果发现胃酸变化幅度与正常人有重叠，对溃疡病的诊断仅作参考。

五、消化性溃疡如何鉴别诊断？

（一）胃癌

胃良性溃疡与恶性溃疡的鉴别十分重要，但两者的鉴别有时比较困难。以下情况应当特别重视：①中老年人近期内出现中上腹痛、出血或贫血；②胃溃疡患者的临床表现发生明显变化或抗溃疡药物治疗无效；③胃溃疡活检病理有肠化生或不典型增生者。临床上，应对胃溃疡患者进行内科积极治疗，同时定期进行内镜检查随访，密切观察直到溃疡愈合。

（二）慢性胃炎

慢性胃炎有慢性上腹部不适或疼痛，其症状可类似消化性溃疡，但发作的周期性与节律性一般不典型。胃镜检查是主要的鉴别方法。

（三）胃神经官能症

胃神经官能症可有上腹部不适、恶心呕吐，或者酷似消化性溃疡，但常伴有明显的全身神经官能症状，情绪波动与发病有密切关系。内镜检查与 X 线检查未发现明显异常。

（四）胆囊炎胆石症

胆囊炎胆石症多见于中年女性，常呈间歇性、发作性右上腹痛，常放射到右肩胛区，可有胆绞痛、发热、黄疸、Murphy 征。进食油腻食物常可诱发。B 超检查可以作出诊断。

（五）胃泌素瘤

胃泌素瘤又称 Zollinger-Ellison 综合征，有顽固性多发性溃疡，或有异位性溃疡，胃次全切除术后容易复发，多伴有腹泻和明显消瘦。患者胰腺有非 β 细胞瘤或胃窦 G 细胞增生，血清胃泌素水平增高，胃液和胃酸分泌显著增多。

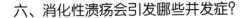

六、消化性溃疡会引发哪些并发症?

(一)大量出血

出血是最常见并发症,其发生率约占消化性溃疡患者的20%~25%,也是上消化道出血的最常见原因。并发于十二指肠溃疡者多于胃溃疡,而并发于球后溃疡者更为多见。并发出血者,其消化性溃疡病史大多在一年以内,但一次出血后,就易发生第二次或更多次出血,尚有10%~15%的患者可以大量出血为消化性溃疡的首发症状。

消化性溃疡出血的临床表现取决于出血的部位、速度和出血量。如十二指肠后壁溃疡,常可溃穿其毗邻的胰十二指肠动脉而致异常迅猛的大量出血;而其前壁因无粗大的动脉与之毗邻,故较少发生大量出血;溃疡基底部肉芽组织的渗血或溃疡周围黏膜糜烂性出血,一般只致小量而暂时出血。消化性溃疡出血速度快而量多者,则表现为呕血及黑粪;如出血量少,出血速度慢而持久,则可表现为逐渐出现的低色素性小红细胞性贫血和粪便潜血阳性。十二指肠溃疡出血,黑粪比呕血多见;而胃溃疡出血,两者发生概率相仿。短时间内的大量出血,可因血容量的锐减而致头昏,眼花,无力,口渴,心悸,心动过速,血压下降,昏厥,甚至休克。消化性溃疡并发出血前,常因溃疡局部的充血突然加剧而致上腹疼痛加重,出血后则可因充血减轻以及碱性血对胃酸的中和与稀释作用,腹痛随之缓解。

根据消化性溃疡病史和出血的临床表现，一般不难确立诊断。对临床表现不典型而诊断困难者，应争取在出血后24～48小时内进行急诊内镜检查，其确诊率可达90%以上，从而使患者得到及时诊断和治疗。

（二）穿孔

溃疡穿透浆膜层而达游离腹腔即可致急性穿孔；如溃疡穿透与邻近器官、组织粘连，则称为穿透性溃疡或溃疡慢性穿孔；后壁穿孔或穿孔较小而只引起局限性腹膜炎时，称亚急性穿孔。

急性穿孔时，由于十二指肠或胃内容物流入腹腔，导致急性弥漫性腹膜炎，临床上突然出现剧烈腹痛，腹痛常起始于右上腹或中上腹，持续而较快蔓延至脐周，以至全腹，因胃肠漏出物刺激膈肌，故疼痛可放射至一侧肩部（大多为右侧），如漏出内容物沿肠系膜根部流入右下盆腔时，可致右下腹疼痛而酷似急性阑尾炎穿孔。腹痛可因翻身、咳嗽等动作而加剧，故患者常卧床，两腿蜷曲而不愿移动，腹痛时常伴恶心和呕吐，患者多烦躁不安，面色苍白，四肢湿冷，心动过速；如穿孔发生于饱餐后，胃内容物漏出较多，则致腹肌高度强直，并有满腹压痛和反跳痛，如漏出量较少，则腹肌强直，压痛及反跳痛可局限于中上腹附近，肠鸣音减弱或消失，肝浊音界缩小或消失，表示有气腹存在；如胃肠内容物流达盆腔，直肠指诊可探到右侧直肠陷凹触痛，周围血白细胞总数和中性粒细胞增多；腹部X线透视多可发现膈下有游离气

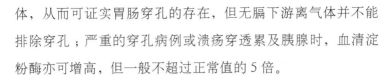

体,从而可证实胃肠穿孔的存在,但无膈下游离气体并不能排除穿孔;严重的穿孔病例或溃疡穿透累及胰腺时,血清淀粉酶亦可增高,但一般不超过正常值的5倍。

亚急性或慢性穿孔所致的症状不如急性穿孔剧烈,可只引起局限性腹膜炎、肠粘连或肠梗阻征象,并于短期内好转。

(三)幽门梗阻

大多由十二指肠溃疡引起,但也可发生于幽门前及幽门管溃疡。其发生原因通常是由于溃疡活动期,溃疡周围组织的炎性充血、水肿或反射性地引起幽门痉挛,此类幽门梗阻属于暂时性的,可随溃疡好转而消失,内科治疗有效,故称之功能性或内科性幽门梗阻;反之,由溃疡愈合、瘢痕形成和瘢痕组织收缩或与周围组织粘连而致幽门通道阻塞者,则属持久性,非经外科手术而不能自动缓解,称之器质性和外科性幽门梗阻。由于胃潴留,患者可感上腹饱胀不适,并常伴食欲减退、嗳气、反酸等消化道症状,尤以饭后为甚。呕吐是幽门梗阻的主要症状,多于餐后30~60分钟后发生,呕吐次数不多,约每隔1~2天一次,一次呕吐量可超过1L,内含发酵宿食。患者可因长期、多次呕吐和进食减少而致体重明显减轻,但不一定有腹痛,如有腹痛则较多发生于清晨,且无节律性;还可因多次反复大量呕吐,H^+和K^+大量丢失,可致代谢性碱中毒,并出现呼吸短促,四肢无力,烦躁不安,甚至发生手足搐搦症。空腹时上腹部饱胀和逆蠕动的胃型以及上腹部震水音,是幽门梗阻的特征性体征。

（四）癌变

胃溃疡癌变至今仍是个有争议的问题。一般认为，胃溃疡癌变的发生率不过 2%～3%，但十二指肠球部溃疡并不引起癌变。

七、消化性溃疡如何预防?

消化性溃疡的形成和发展与胃液中的胃酸和胃蛋白酶的消化作用有关，故切忌空腹上班和空腹就寝。在短时间内（2～4 周）使溃疡愈合达瘢痕期并不困难，关键是防止溃疡复发。溃疡反复发作危害更大。戒除不良生活习惯，减少烟、酒、辛辣、浓茶、咖啡及某些药物的刺激，对溃疡的愈合及预防复发有重要意义。

八、消化性溃疡的治疗方法有哪些?

（一）一般治疗

消化性溃疡属于典型的心身疾病范畴，心理－社会因素对发病起着重要作用。因此，乐观的情绪、规律的生活、避免过度紧张与劳累，无论在本病的发作期或缓解期均很重要。当溃疡活动期症状较重时，可卧床休息几天乃至 1～2 周。

（二）饮食

在 H_2 受体拮抗剂问世以前，饮食疗法曾经是消化性溃疡的唯一或主要的治疗手段。对消化性溃疡患者的饮食建议如下：①细嚼慢咽，避免急食，咀嚼可增加唾液分泌，后者能稀释和中和胃酸，并可能增强黏膜屏障作用；②有规律的定时进食，以维持正常消化活动的节律；③在急性活动期，以少吃多餐为宜，每天进餐4～5次即可，一旦症状得到控制，应鼓励较快恢复到平时的一日3餐；④饮食宜注意营养，但无须规定特殊食谱；⑤餐间避免零食，睡前不宜进食；⑥在急性活动期，应戒烟酒，并避免咖啡、浓茶、浓肉汤和辣椒、酸醋等刺激性调味品或辛辣的食物，以及损伤胃黏膜的药物；⑦饮食不过饱，以防止胃窦部的过度扩张而增加胃泌素的分泌。

（三）镇静

对少数伴有焦虑、紧张、失眠等症状的患者，可短期使用一些镇静药或安定剂。

（四）药物治疗

目前用于治疗溃疡病的药物有两大类。一是减少胃酸的药物和增加胃十二指肠黏膜防御能力的药物，主要有碱性抗酸药、抗胆碱能药、H_2受体拮抗剂、质子泵抑制剂等；二是增强黏膜防御能力的药物，主要有胶体铋剂、硫糖铝和前列腺素等药物。

（五）抗幽门螺杆菌治疗

常用四联／三联抗幽门螺杆菌疗法。

（六）外科治疗

目前溃疡病手术适应证的临床标准为：①有多年的溃疡病史，症状逐渐加重，频繁发作，发作时间较长，疼痛剧烈，或对饮食和生活的限制过多，影响身体营养和正常生活。

②曾经有至少一次严格内科治疗而症状未减轻，或减轻后短期内又复发，或 X 线钡餐检查发现溃疡很大或有穿透至胃、十二指肠壁以外的征象。③过去有过穿孔和大出血史，而溃疡仍为活动，有发生急性并发症的可能。对年龄较大的患者手术指征可以放宽。④胃溃疡有恶变的可能，如果怀疑有这种可能性，而临床上又不容易鉴别是良性还是恶性溃疡时，鉴于胃溃疡手术的效果好，术后复发的可能性也较小，因此胃溃疡的手术适应证范围比十二指肠溃疡宽。

九、消化性溃疡的饮食

溃疡患者不宜吃得过饱，以免引起胃内食物淤积，促进胃酸分泌而加重病情。平时可适当吃点含糖较少的饼干或馒头干，这些食物香酥可口，易于消化，进入胃内可中和胃酸，从而减轻胃酸对溃疡面的刺激和腐蚀作用，有利于减轻疼痛和溃疡面的修复。要注意进食一些可以保护胃黏膜的食物，如牛奶和鸡蛋等，但要注意少吃多餐。鱼虾中不仅含有丰富的易于消化的优质蛋白质，而且富含有利于溃疡黏膜修复的微量元素锌。常食土豆可有效防治胃和十二指肠溃疡，一般连吃 6 个星期以上的热土豆，可使溃疡面逐渐缩小、愈合。

要少吃生、冷和性寒的食物，如梨、西瓜、黄瓜、兔肉、鳗鱼和田螺等。也要少吃过热的食物，以免引起胃内血管扩张、充血，而诱发溃疡出血。辣椒、大蒜和酒类等均可刺激溃疡病变而加重病情，故要少吃或不吃。红薯、南瓜等产气多的食物以及易产酸的糖类和甜味食品，如月饼等，也应尽量少吃或不吃。

十、消化性溃疡饮食的宜与忌

（一）宜食

①宜吃碱性的食物；②宜吃保护胃黏膜的食物；③宜吃抗菌消炎的食物。

（二）忌食

①忌吃生硬的食物，如杏仁、花生、瓜子；②忌吃辛辣刺激的食物，如辣椒、生姜、胡椒；③忌吃容易产气的食物，如洋葱、红薯。

其他建议：宜吃软食、容易消化的食物。

十一、消化性溃疡的中医诊疗

（一）中医病名

根据消化性溃疡具有周期性、节律性的上腹部疼痛及反酸、嗳气的临床表现特点，中医病名为"胃痛""嘈杂""胃疡"范畴。

（二）病因病机

1. **病因**　主要有起居不适，外邪犯胃；饮食不节，食滞伤胃；情志内伤，肝气犯胃；素体脾虚，后天失养等。湿邪较易侵犯脾胃，阴虚之人易感湿热，阳虚之人易受寒湿，邪气所犯，阻滞气机，胃气不和，乃发本病；暴饮暴食，饥饱失常，损伤脾胃，运化失职，食滞不化，停滞胃脘，气机不畅，失于和降，而发胃脘痛;忧思恼怒，焦虑紧张，肝失疏泄，横逆犯胃，胃失和降，若肝郁化热，郁热耗伤胃阴，胃络失于濡润，致胃脘隐隐灼痛，若气郁日久，血行不畅，血脉凝滞，瘀血阻胃，致胃脘刺痛；素体脾胃虚弱，或劳倦内伤、或久病不愈，延及脾胃，或用药不当，皆可损伤脾胃，脾胃虚弱，气虚不能运化或阳虚不能温养，致胃脘疼痛。

2.病位　消化性溃疡的病位在胃，与肝、脾二脏的功能失调密切相关。

3.病机　消化性溃疡的病理性质有虚实寒热之异，病理因素包括虚实两方面。属实的病理因素主要有：①气滞；②寒凝；③食积；④湿热；⑤血瘀。属虚的病理因素主要有：①气(阳)虚;②阴虚。其基本病机为胃之气机阻滞或脉络失养，致胃失和降，不通则痛，失荣亦痛。

消化性溃疡辨证分型按由简至繁原则可分为两大类：虚证和实证。其中虚证包括脾胃虚寒、胃阴不足；实证主要包括肝胃不和、肝胃郁热、胃络瘀血。胃溃疡发病原因多为长期的饮食不节或精神刺激。情志不畅，伤及于肝，肝气郁滞，横逆犯胃，胃失和降；肝气乘脾，脾失运化，湿浊内生或湿浊化热，湿热上泛，胃气上逆，并可进一步气郁化火而伤阴，气滞寒凝而伤阳，或由气滞血脉瘀阻而形成血瘀疼痛。

4.病机转化　本病初起多为外邪、饮食、情志等单一病因，亦常可相兼为病。病机多因寒邪客胃，胃气不降，寒凝血滞；肝气犯胃，气血瘀阻；食滞胃肠，腐蚀胃壁，均可使胃体充血、水肿，络瘀血败而成溃疡，故临床多表现为实证。发病日久则常由实转虚，由气及血，而因实致虚，或素体脾胃虚弱，气血运化无力，血分瘀阻，致胃黏膜失养溃烂，终成因虚致实之虚实夹杂证。

（三）辨证分型

1.肝胃不和证

主症：①胃脘胀满或疼痛；②两胁胀满。

次症：①每因情志不畅而发作或加重；②心烦；③嗳气频作；④善叹息。

舌脉：①舌淡红，苔薄白；②脉弦。

2.脾胃虚弱（寒）证

主症：①胃脘隐痛，喜温喜按；②得食痛减。

次症：①四肢倦怠；②畏寒肢冷；③口淡流涎；④便溏；⑤纳少。

舌脉：①舌淡或舌边齿痕；②舌苔薄白；③脉虚弱或迟缓。

3.脾胃湿热证

主症：①脘腹痞满或疼痛；②口干或口苦。

次症：①口干不欲饮；②纳呆；③恶心或呕吐；④小便短黄。

舌脉：①舌红，苔黄厚腻；②脉滑。

4.肝胃郁热证

主症：①胃脘灼热疼痛；②口干口苦。

次症：①胸胁胀满；②泛酸；③烦躁易怒；④大便秘结。

舌脉：① 舌红，苔黄；②脉弦数。

5. **胃阴不足证**

主症：①胃脘痛隐隐；②饥而不欲食。

次症：①口干渴；②消瘦；③五心烦热。

舌脉：①舌红少津或舌裂纹无苔；②脉细。

6. **胃络瘀阻证**

主症：①胃脘胀痛或刺痛，痛处不移。

次症：①夜间痛甚；②口干不欲饮；③可见呕血或黑便。

舌脉：①舌质紫暗或有瘀点、瘀斑；②脉涩。

证候诊断：主症必备，加次症 2 项以上即可诊断。

（四）辨证治疗

1. **治疗目标** 缓解临床症状，促进溃疡愈合，防止溃疡复发，减少并发症发生。

2. **治疗原则** 针对消化性溃疡的发生机制，治疗以健脾理气、和胃止痛、清热化瘀为主要原则。本病初起活动期，以实证为主要表现者，主要采用理气导滞、清热化瘀等法；溃疡日久反复发作不愈者，多为本虚标实之候，临床宜标本兼顾，健脾与理气并用，和胃与化瘀同施。对有 Hp 感染、巨大溃疡或有上消化道出血等并发症者，宜采用中西医结合方法综合治疗。

3. **辨证论治**

（1）肝胃不和证

治法：疏肝理气，和胃止痛。

主方：柴胡疏肝散（《景岳全书》）。

药物：柴胡、香附、川芎、陈皮、枳壳、白芍、炙甘草。

加减：心烦易怒者，加佛手、青皮；口干者，加石斛、沙参；畏寒者，加高良姜、肉桂；反酸者，加浙贝母、瓦楞子。

（2）脾胃虚弱（寒）证

治法：温中健脾，和胃止痛。

主方：黄芪建中汤（《金匮要略》）。

药物：黄芪、白芍、桂枝、炙甘草、生姜、饴糖、大枣。

加减：胃寒重者、胃痛明显者加吴茱萸、川椒目和制附片；吐酸、口苦者加砂仁、藿香和黄连；肠鸣、腹泻者加泽泻、猪苓；睡眠不佳者加生龙骨、生牡蛎。

（3）脾胃湿热证

治法：清利湿热，和胃止痛。

主方：连朴饮（《霍乱论》）。

药物：黄连、厚朴、石菖蒲、半夏、淡豆豉、栀子、芦根。

加减：舌红苔黄腻者，加蒲公英、黄芩；头身困重者，加白扁豆、苍术、藿香；恶心偏重者，加橘皮、竹茹；反酸者，加瓦楞子、海螵蛸。

（4）肝胃郁热证

治法：清胃泻热，疏肝理气。

主方：化肝煎（《景岳全书》）合左金丸（《丹溪心法》）。

药物：陈皮、青皮、牡丹皮、栀子、白芍、浙贝母、泽泻、黄连、吴茱萸。

加减：口干明显者，加北沙参、麦冬；恶心者，加姜半夏，竹茹；舌苔厚腻者，加苍术；便秘者，加枳实。

（5）胃阴不足证

治法：养阴益胃。

主方：益胃汤（《温病条辨》）。

药物：沙参、麦冬、冰糖、生地黄、玉竹。

加减：情志不畅者，加柴胡、佛手、香橼；嗳腐吞酸、纳呆者，加麦芽、鸡内金；大便臭秽不尽者，加黄芩、黄连；胃刺痛、入夜加重者，加丹参、红花、降香；恶心呕吐者，加陈皮、半夏、苍术。

（6）胃络瘀阻证

治法：活血化瘀，行气止痛。

主方：失笑散（《太平惠民和剂局方》）合丹参饮（《时方歌括》）。

药物：生蒲黄、五灵脂、丹参、檀香、砂仁。

加减：呕血、黑便者，加三七、白及、仙鹤草；畏寒重者，加炮姜、桂枝；乏力者，加黄芪、党参、白术、茯苓、甘草。

（五）常用中成药

1. 气滞胃痛颗粒　舒肝理气，和胃止痛。用于肝郁气滞、胸痞胀满、胃脘疼痛。

2. 三九胃泰颗粒　清热燥湿，行气活血，柔肝止痛。用于湿热内蕴、气滞血瘀所致的胃痛，症见脘腹隐痛、饱胀反酸、恶心呕吐、嘈杂纳减；浅表性胃炎、糜烂性胃炎、萎缩性胃炎见上述证候者。

3. **胃热清胶囊** 清热理气，活血止痛。用于郁热或兼有气滞血瘀所致的胃脘胀痛，有灼热感，痛势急迫，食入痛重，口干而苦，便秘易怒，舌红苔黄等症；胃及十二指肠溃疡见上述证候者。

4. **复方田七胃痛胶囊** 制酸止痛，理气化瘀，温中健脾，收敛止血。用于胃酸过多、胃脘痛、胃溃疡、十二指肠球部溃疡及慢性胃炎。

5. **金胃泰胶囊** 行气活血，和胃止痛。用于肝胃气滞、湿热瘀阻所致的急慢性胃肠炎、胃及十二指肠溃疡等。

6. **甘海胃康胶囊** 健脾和胃，收敛止痛。用于脾虚气滞所致的胃及十二指肠溃疡、慢性胃炎。

7. **胃康胶囊** 行气健胃，化瘀止血，制酸止痛。用于气滞血瘀所致的胃脘疼痛、痛处固定、吞酸嘈杂；胃及十二指肠溃疡、慢性胃炎见上述证候者。

8. **东方胃药胶囊** 舒肝和胃，理气活血，清热止痛。用于肝胃不和，瘀热阻络所致的胃脘疼痛、嗳气、吞酸、嘈杂、饮食不振、燥烦易怒等；胃溃疡、慢性浅表性胃炎见上述证候者。

9. **胃乃安胶囊** 补气健脾，活血止痛。用于脾胃气虚、瘀血阻滞所致的胃痛，症见胃脘隐痛或刺痛、纳呆食少；慢性胃炎、胃及十二指肠溃疡见上述证候者。

10. **香砂六君丸** 益气健脾、和胃。用于脾虚气滞，消化不良、嗳气食少、脘腹胀满、大便溏泄。

11. **元胡止痛片** 理气、活血、止痛。用于气滞血瘀的胃痛。

12. **健胃愈疡片** 疏肝健脾、生肌止痛。用于肝郁脾虚、肝胃不和所致的胃痛，症见脘腹胀痛、嗳气吞酸、烦躁不适、腹胀便溏；消化性溃疡见上述证候者。

13. **安胃疡胶囊** 补中益气，解毒生肌。用于胃及十二指肠球部溃疡。对虚寒型和气滞型患者有较好的疗效。

（六）针灸疗法

1. 使用方法

（1）毫针：取穴中脘、足三里、内关、胃俞、脾俞、肾俞。肝胃不和，加肝俞、期门、膈俞、梁门、梁丘、阳陵泉，用泻法。①脾胃虚寒证多配伍胃俞、脾俞、内关穴；②气滞血瘀证主要配伍胃俞、脾俞、内关、膈俞穴；③肝郁气滞证配伍胃俞、脾俞、期门穴；④肝气犯胃证配伍内关、太冲穴；⑤脾胃虚弱证配伍胃俞、脾俞；⑥胃寒证配伍胃俞、脾俞、内关、公孙穴；⑦胃阴不足证多配伍胃俞、脾俞、内关、三阴交穴；⑧痰湿壅滞证多配伍胃俞、脾俞、内关、阴陵泉、肝俞穴。

主穴取中脘、足三里，根据不同症状配穴：①泛酸多配伍胃俞、脾俞、内关、太冲；②腹胀多配伍胃俞、内关、天枢、公孙；③胃痛难忍多配伍胃俞、内关、梁丘、公孙；④乏力多配伍胃俞、脾俞、内关、气海、公孙。每日1次，10日为1个疗程。

（2）灸法：取穴中脘、足三里、内关、胃俞、脾俞，每

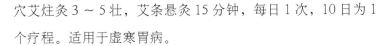

穴艾炷灸 3～5 壮，艾条悬灸 15 分钟，每日 1 次，10 日为 1 个疗程。适用于虚寒胃病。

2. 适用范围 适用于消化性溃疡恢复期的治疗或急性期的辅助治疗。

3. 注意事项 合并出血、穿孔的患者不宜用本法治疗。

十二、验方食疗

1. 新鲜猪肚一只洗净，加适量花生米及粳米，放入锅内加水同煮，煮熟后加盐调味，分几次服完，数日后可重复一次，疗程不限。

2. 花生米浸泡 30 分钟后捣烂，加牛奶 200ml，煮开待凉，加蜂蜜 30ml，每晚睡前服用，常服不限。

3. 蜂蜜 100g，隔水蒸熟，每日 2 次饭前服，2 个月为 1 个疗程。服用期间禁用酒精饮料及辛辣刺激食物。

4. 鲜藕洗净，切去一端藕节，注入蜂蜜仍盖上，用牙签固定，蒸熟后饮汤吃藕。另取藕一节切碎后加适量水，煎汤服用，宜凉服。对溃疡出血者有效。

5. 新鲜卷心菜洗净捣烂绞汁，每日取汁 200g 左右，略加温，饭前饮，亦可加适量麦芽糖，每日 2 次，10 日为 1 个疗程。

6. 蛋壳炽黄，研细末过筛，饭前服 3g，每日服 2～3 次。有制酸、止痛、收敛的作用。

7. 包心菜汁：将包心菜洗净，切碎，放入榨汁机中搅碎，去渣取汁，将浓厚的包心菜汁分成两份，早晚饭前各服一份，加温，加适量饴糖饮服，10日为1个疗程。对缓解胃溃疡疼痛有一定效果。

8.薏苡仁扁豆粥：薏苡仁30g，白扁豆30g，山药30g，粳米100g，各原料洗净，加水煮成粥，每天早晚食用。适用于脾虚寒湿型消化性溃疡。

9.乌甘炒米粉：乌贼骨50g，粳米100g，甘草5g，将乌贼骨、粳米、甘草粉碎过筛成细粉，将细粉用文火炒黄后出锅，每次取30g，加水调成糊食用。常食本品，可中和胃酸，阻止其腐蚀胃黏膜，对溃疡修复有一定效果。

9.三七藕蛋羹：三七粉3g，鲜藕1节，生鸡蛋1枚，猪油、食盐各适量。将藕洗净、捣烂，绞取汁液1小杯，加水少许，煮沸；将三七粉与鸡蛋清黄调匀，倒入藕汁中，加入猪油、食盐，略煮1～2沸即成，温服。本品具有养胃、止血功效，适用于胃痛、胃出血等症。

11.蜂蜜红茶饮：将红茶5g放入保温杯中，沸水冲泡，加盖泡10分钟，再调入适量蜂蜜与红糖，宜空腹时温热饮用，每日2～3剂。此方有温中健胃、助消化的功效，适用于胃及十二指肠溃疡患者。

12.二味瘦肉汤：取橘皮、生姜各3g，瘦肉100g切丝，加清水适量，文火煨炖至熟，吃肉饮汤时可酌加调味品。用于治疗胃溃疡。

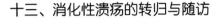

十三、消化性溃疡的转归与随访

目前经中医及中西医结合治疗，消化性溃疡绝大多数已能达到近期治愈，但复发率较高仍是临床存在的一个主要问题。而且有少数患者由于饮食调摄不当，治疗不及时可出现出血、穿孔、梗阻，甚至癌变（约占胃溃疡患者的 1%～3%）等并发症。因少数溃疡型胃癌可像良性溃疡那样愈合，因此胃溃疡治疗后应复查胃镜。对于病理组织学等检查有上皮内瘤变的胃溃疡患者，应根据级别高低，每半年至 1 年进行一次胃镜随访。

十四、中西医结合治疗目标人群与策略

Hp 感染者，应首先行根除 Hp 治疗。幽门螺杆菌的根除方案推荐铋剂 +PPI（质子泵抑制剂）+2 种抗菌药物组成的四联疗法。中药联合三联疗法可提高幽门螺杆菌的根除率。对难治性溃疡、巨大溃疡（胃溃疡直径 >2.5cm，十二指肠溃疡直径 >1cm），宜采用 PPI+ 黏膜保护剂 + 中药辨证治疗和 PPI 制剂维持应用，以加快黏膜愈合，提高愈合质量。病灶表面充血、有溃疡的胃上皮内瘤变可能存在或进展为高级别上皮内瘤变或胃癌的风险；病灶直径 >20mm 的低级别上皮内瘤变可能存在或进展为高级别上皮内瘤变的风险，应积极随访，必要时行内镜下黏膜切除术（EMR）或内镜下黏膜剥离术（ESD）诊断性切除；病灶直径 >30mm 的高级别上皮内瘤变可能存在或进展为胃癌的风险，应详细检查后行

EMR/ESD 或手术治疗。所以，对于胃溃疡伴上皮内瘤变，低级别者单用中药辨证治疗或 +PPI+ 黏膜保护剂治疗，定期复查胃镜，随访病情变化；高级别上皮内瘤变者建议行 EMR 或 ESD，而后再行中医辨证治疗。

（马万援）

第三章

初识肠易激综合征

肠易激综合征（简称 IBS）是临床常见的功能性肠病，全世界人口中发病率约为 20%，在美国是就诊患者最常见的病因之首。

一、疾病窥貌

（一）什么是肠易激综合征？主要有哪些症状？

肠易激综合征是临床常见病，属肠道功能紊乱性疾病，临床表现为腹痛、腹胀，排便习惯和大便性状异常。腹痛反复发作，常常与排便相关或伴随排便习惯改变。排便习惯异常可表现为便秘、腹泻，或便秘与腹泻交替，可伴有腹胀或腹部膨胀的症状。临床常规检查没有发现异常结果可以用来解释这些异常的症状。

肠易激综合征典型症状包括腹痛、腹泻、便秘等。其他系统症状包括疲乏、背痛、心悸、呼吸不畅、尿频、尿急、性功能障碍等。部分患者伴有明显的焦虑、抑郁倾向，常无特异性临床体征。

肠易激综合征分为以下 4 个类型：便秘型（IBS-C）、腹泻型（IBS-D）、混合型（IBS-M）、不定型（IBS-U）。

（二）肠易激综合征主要病因有哪些？

肠易激综合征属功能紊乱性肠病，其病因尚未完全阐明，发病多与肠道感染、食物或药物因素、胃肠道激素以及肠腔扩张等各种刺激因素引起胃肠道动力异常、肠道运动的高反应性以及内脏高敏感等有关。此外，精神刺激、生活压力等精神心理障碍也是发病的重要原因。

功能性疾病与器质性疾病不同。功能性疾病主要是指通过各种检查都不能明确病因的一种"功能"失常；器质性疾病是指通过某些检查可以发现明确病因的疾病。一般来说，功能性疾病的危险性相对较小，对人的寿命不会产生太大的影响，主要影响人的生活质量。

（三）我国肠易激综合征的发病情况怎样？

我国尚缺乏全国性的肠易激综合征患者流行病学资料。一般而言，女性患病率高于男性，中青年患病率较高。按罗马 II 标准诊断，北京和广州地区肠易激综合征患病率分别为 0.82% 和 5.67%。综合研究显示，中国人群肠易激综合征总体患病率为 6.5%，30～59 岁之间的人群患病率较高。在我国，腹泻型最为常见，其他亚型如便秘型、混合型及不定型较少见。

（四）中医是如何认识肠易激综合征的发病因素的？

中医认为，肠易激综合征多与饮食不节（喜食辛辣刺激食物，贪吃过凉食物，饮酒，摄入蔬菜过少等）、情志不畅、

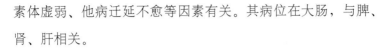

素体虚弱、他病迁延不愈等因素有关。其病位在大肠，与脾、肾、肝相关。

（五）肠易激综合征都有哪些危害？

一般而言，肠易激综合征对人体健康没有根本性的危害。

1.肠易激综合征不会影响您的寿命。

2.患有肠易激综合征的患者，其结肠、直肠的肿瘤发病率与正常人一致，但对人的生活质量影响较大。

3.肠易激综合征常常反复发作，迁延难愈，给患者带来了较为沉重的精神、心理负担。

4.肠易激综合征的常见诱因有饮食生冷、情绪不良、紧张、压力过大等，对工作、生活等均可能造成一定影响。

（六）肠易激综合征如何诊断？

1.如何认识您的大便　对于大便性状的判断，国际上推荐使用一种叫布里斯托（Bristol）的大便分类方法。在肠易激综合征中，第1种和第2种形状的大便属于便秘型肠易激综合征，第6种和第7种属于腹泻型肠易激综合征。

IBS便秘型（IBS-C）：>1/4(25%)的排便为Bristol粪便性状1型或2型，且<1/4(25%)的排便为Bristol粪便性状6型或7型。

IBS腹泻型（IBS-D）：>1/4(25%)的排便为Bristol粪便性状6型或7型，且<1/4(25%)的排便为Bristol粪便性状1型或2型。

IBS混合型（IBS-M）：>1/4(25%)的排便为Bristol粪

便性状 1 型或 2 型，且 >1/4(25%) 的排便为 Bristol 粪便性状 6 型或 7 型。

IBS 不定型（IBS-U）：患者符合 IBS 的诊断标准，但其排便习惯无法准确归入以上任何一型，故称之为不定型。

2. 常见的典型临床表现有哪些　腹痛是肠易激综合征的主要症状，并且这种不适引起了排便的异常，可以是大便的次数增多或减少，也可以是大便干燥或者变稀，多数人排便过后，腹痛或腹部不适的症状可以缓解，少数人可加重。排便症状可以为腹泻、便秘，也有腹泻与便秘交替及大便干稀不调，依据大便的性状可以区分肠易激综合征的临床亚型。以腹泻为主的，属腹泻型肠易激综合征；以便秘为主的，属便秘型肠易激综合征；两者交替出现者，属于混合型肠易激综合征。

3. 肠易激综合征诊断标准　肠易激综合征西医诊断标准（罗马Ⅳ诊断标准）：反复发作的腹痛，近 3 个月内平均发作至少每周 1 次，伴有以下 2 项或 2 项以上。

（1）与排便相关。

（2）伴有排便频率的改变。

（3）与粪便性状（外观）改变相关。

诊断前症状出现至少 6 个月，近 3 个月符合以上诊断标准。

4. 肠易激综合征应当做哪些检查　肠易激综合征尽管是一种功能性疾病，但仍有其他疾病会表现出与该病相似的症状。

（1）大便常规和隐血试验：该检查应作为常规检查，可为结肠、直肠和肛门器质性病变提供线索。

（2）电子结肠镜检查：该检查可直观观察结肠和直肠黏膜情况，有助于排除器质性病变。

（3）心理测试：肠易激综合征患者常伴有焦虑、抑郁，必要时可针对性用药治疗。

5.**肠易激综合征有哪些注意事项**　肠易激综合征诊治前一定要查明原因，防止耽误病情。符合下列条件的是肿瘤的相对高危人群，应引起重视。

（1）年龄＞40岁新发病患者。

（2）便血。

（3）粪便隐血试验阳性。

（4）贫血。

（5）腹部包块。

（6）腹水。

（7）发热。

（8）体重减轻、结直肠癌家族史。

对有报警征象的患者要有针对性地选择进一步检查，以排除器质性疾病。

二、寻医问药

临床根据下列标准初步判断您的疾病属于中医的哪种

类型。

（一）中医证候诊断

1. **肝郁脾虚证** 腹痛即泻，泻后痛减，常因生气或精神紧张而发作或加重，两侧下腹部拘急不适，胸胁胀满窜痛，肠鸣矢气（排气多），大便含有黏液，情志抑郁，善叹息，急躁易怒，食欲不振，腹胀，舌苔薄白。

2. **脾胃虚弱证** 餐后即泻，夹有黏液，饮食减少，食后腹胀，胃部满闷不舒，腹部隐痛，喜暖喜按，肠鸣时作，神疲懒言，倦怠乏力，面色萎黄，舌质淡，舌体胖有齿痕，苔白。

3. **肝郁气滞证** 便秘，欲便不能，排便不畅，大便艰难，胸胁或两侧下腹部胀满窜痛，烦躁易怒，肠鸣矢气，嗳气呃逆，饮食减少，失眠多梦，口苦咽干，或咽部如有异物梗阻感，舌质红，苔薄白。

4. **脾胃湿热证** 腹泻腹痛，泻下急迫，泻下不爽，粪色黄而味臭，夹有黏液，胸闷不舒，口渴喜饮水，小便短少深黄，肛门灼热，舌苔黄腻。

5. **脾肾阳虚证** 晨起腹泻，或凌晨五更泄泻，大便含有不消化的食物，腹部冷痛，畏寒肢冷，腰膝酸软，舌淡胖，苔白滑。

6. **肠燥津伤证** 便秘，坚硬难下，大便为卵石状、羊屎状，附有黏液，排便时腹痛明显，左下腹部触及条索状包块，头晕失眠，烦闷，口渴，手足心热，舌红少津，少苔。

（二）治疗方案

1. 辨证选用口服中药

（1）肝郁脾虚证

治法：疏肝扶脾。

推荐方药：痛泻要方（《丹溪心法》）加减。白术、白芍、防风、陈皮、党参、佛手、郁金、柴胡、煨木香等加减。

中成药：固肠止泻丸，每次 6g，每日 3 次。适用于肝脾不和证肠易激综合征患者。

（2）脾胃虚弱证

治法：健脾养胃，化湿消滞。

推荐方药：参苓白术散（《太平惠民和剂局方》）加减。党参、白术、茯苓、砂仁、黄芪、陈皮、桔梗等加减。

中成药：参苓白术散，一次 6g，一日 2 ~ 3 次。适用于脾胃虚弱型肠易激综合征患者。

（3）肝郁气滞证

治法：疏肝理气。

推荐方药：六磨汤（《世医得效方》）加减。沉香、木香、槟榔、乌药、枳实等加减。

中成药：①木香顺气丸，一次 6 ~ 9g，一日 2 ~ 3 次。适用于气滞型肠易激综合征患者。②四磨汤口服液，每次 20ml，每天 3 次。适用于便秘型肠易激综合征肝郁气滞证。

（4）脾胃湿热证

治法：清热燥湿，行气和血。

推荐方药:芍药汤（《伤寒论》）加减。白芍、黄芩、黄连、当归等加减。

中成药:肠胃康,一次4~6粒,一日4次。适用于脾胃湿热型肠易激综合征患者。

（5）脾肾阳虚证

治法:温肾健脾,固涩止泻。

推荐方药:四神丸（《内科摘要》）合理中丸（《伤寒论》）加减。炮姜、党参、白术、茯苓、补骨脂、肉豆蔻等加减。

中成药:①四神丸,一次9g,一日1~2次。适用于脾肾阳虚型肠易激综合征患者。②补脾益肠丸,一次6~9g,一日2~3次。适用于脾肾两虚所致的肠易激综合征患者。

（6）肠燥津伤证

治法:滋阴润肠通便。

推荐方药:增液汤（《温病条辨》）合六味地黄丸（《小儿药证直诀》）加减。生地黄、山药、山茱萸、牡丹皮、泽泻、玄参等加减。

中成药:麻仁丸,一次6~9g,一日2次。适用于肠燥津伤之实证型肠易激综合征患者。

2. 针灸疗法

（1）使用方法

针法:①体针:取穴中脘、足三里、天枢、脾俞、大肠俞、小肠俞、气海、关元、三阴交,每日针灸治疗1次;②耳针:取穴大肠、小肠、脾、心、肝、交感、神门、皮质下,每3~4

天治疗 1 次。以上针灸疗法均 10 次为一个疗程，必要时可休息 2 ～ 3 天后继续第二个疗程的治疗。

灸法：隔姜灸。取 1cm 厚的生姜片，在天枢、中脘、脾俞、大肠俞行灸，将艾炷置于生姜片上，点燃艾炷顶端，让其自燃，燃完后，去掉灰烬及残艾，易炷再灸，一次 7 壮，一日 1 次，可酌情使用或交替使用腹部穴位和背部穴位，10 天为一个疗程。

（2）适应范围：针法适用于所有肠易激综合征患者，灸法适用于脾胃虚弱及脾肾阳虚证的肠易激综合征患者。

（3）注意事项：酌情选用以上穴位，也可辨证选用其他配穴，需要配合中西药物综合治疗。另外，应用灸法治疗时，应注意防止烫伤患者皮肤。

3. 中医外治

（1）神阙穴敷贴治疗：根据中医辨证类型不同选用对症的中药方剂，共研细末，另榨生姜汁作为皮肤渗透剂将药末调成药饼，药饼大小约 10cm×10cm，厚约 0.3 ～ 0.5cm，贴敷于神阙穴（肚脐），以 TDP 灯照射 30 分钟，10 次为一个疗程。必要时，休息 2 ～ 3 天后，可继续第二个疗程的治疗。注意 TDP 灯头与药饼之间保持适宜的垂直距离，避免两者之间距离过近而烫伤腹部皮肤。

（2）中药灌肠治疗：应用中药配方制作中药灌肠液进行灌肠治疗，疗效较佳。

IBS 腹泻型应用青海省中医院院内制剂固肠煎 250ml 灌肠，温热后一日 1 次灌肠，15 日为一个疗程。

IBS 便秘型应用青海省中医院院内制剂立愈合剂 250ml 灌肠，温热后一日 1 次灌肠，15 日为一个疗程。

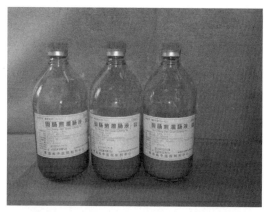

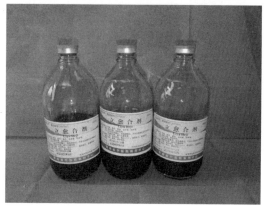

4. 西医治疗方法有哪些 对肠易激综合征应采取心理治疗、饮食调整和药物治疗相结合的综合治疗。不可单纯依靠药物治疗，西医药物治疗以对症为主。

（1）心理治疗：消除患者的精神顾虑，帮助患者分析并找出可能的诱发因素，以尽可能避免这些因素。

（2）饮食调整：除避免可能成为诱因的敏感食物外，肠易激综合征患者应避免进食过多产气的食物。产气多的食物有牛奶及奶制品、豆类、洋葱、萝卜、芹菜、葡萄干、香蕉等，产气中等的食物有面食、茄子、土豆、柑橘类等，产气少的食物有肉类（鱼、禽）、黄瓜、西红柿、米类等。对于便秘或排便不畅者，可多进食富含纤维的食物。

（3）针对主要症状的药物治疗

①胃肠解痉药：肠易激综合征患者往往表现为肠道运动过度，适当地抑制这种运动可能会改善症状。解痉剂一方面可影响胃肠活动，另一方面可降低结肠对进食和应激的反应，常用于肠易激综合征患者腹痛、腹胀的治疗。胃肠道高选择性 L 型钙通道阻滞剂匹维溴铵可以通过消除肠平滑肌的高反应性，从而缓解肠易激综合征患者的腹痛、腹泻、便秘，特别是交替出现的腹泻和便秘症状。用法为口服每次 50mg，每日 3 次。

②止泻药：洛哌丁胺（易蒙停）或地芬诺酯止泻效果好，用于腹泻症状严重者，但不宜长期使用。洛哌丁胺用法为口服每次 2～4mg，每日 1～2 次；地芬诺酯用法为口服每次 2.5～5mg，每日 3～4 次。症状较轻者宜用吸附止泻药，如蒙脱石散，口服每次 3～6g，每日 3 次。

③泻药：对便秘为主的肠易激综合征患者可酌情使用泻药，但不宜长期使用，一般建议使用作用温和的轻泻剂以减

少不良反应和药物依赖性。常用的有容积性泻药，如欧车前制剂和甲基纤维素；渗透性轻泻剂，如聚乙二醇 -4000 散、乳果糖口服液等也可酌情选用。聚乙二醇 -4000 散的用法为每次 10g 溶于一杯水中口服，每日 2 次，或每次 20g 溶于一杯水中一次顿服；乳果糖口服液服用方法为每次 30ml，晨起口服，每日 1 次，儿童剂量应酌减。

④促胃肠动力药：如莫沙必利分散片，具有全胃肠道促动力作用，可加速肠道转运速度，从而改善腹胀、便秘症状。用法为口服每次 5 ~ 10mg，每日 3 次，饭前服用。

⑤抗抑郁药、抗焦虑药：对腹痛症状显著，上述治疗无效且精神症状明显者可试用。常用药物有三环类抗抑郁药，如阿米替林；选择性抑制 5- 羟色胺再摄取的抗抑郁药，如帕罗西丁（赛乐特）以及黛力新等。阿米替林用法为口服每次 25 ~ 50mg，每日 2 ~ 3 次；帕罗西丁用法为口服每次 20mg，每日 1 次；黛力新用法为早晨及中午各服用 1 片。

⑥益生菌制剂：为一类微生态活菌制剂，具有调节肠道运动、促进营养、抗微生物感染、调节肠道菌群及增强机体免疫功能等作用。常由几种对人体有益的健康人肠道中的主要菌群（如双歧杆菌、乳酸杆菌、嗜乳酸杆菌、肠球菌、乳链球菌等）组成。该类制剂口服后迅速定植于肠道黏膜，并迅速繁殖形成生物学屏障，分解葡萄糖产生乳酸，使肠道内 pH 值降低，能够有效抑制病菌的生长繁殖，纠正肠道菌群失调,恢复和维持肠道内微生态系统的稳定,改善肠道运动功能。

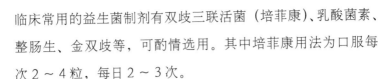

临床常用的益生菌制剂有双歧三联活菌（培菲康）、乳酸菌素、整肠生、金双歧等，可酌情选用。其中培菲康用法为口服每次 2～4 粒，每日 2～3 次。

（4）心理和行为疗法：对于症状严重且顽固，经过一般治疗和药物治疗无效者，应予心理行为治疗，包括心理治疗、认知疗法、催眠疗法和生物反馈疗法等。

三、预防理念

1. 良好的认知有助于肠易激综合征的治疗。通过生活方式调整，以及适当的药物治疗，多数患者的肠易激综合征症状可以得到改善。

2. 加强心理疏导：应告知患者肠易激综合征的诊断并详细解释疾病的性质，以解除患者顾虑和提高其对治疗的信心，这也是治疗最重要的一步。在整个诊疗过程中建立良好的医患关系，取得患者信任是肠易激综合征治疗的基础，轻症患者可能因此而不需要更多的治疗。

3. 教育患者建立良好的生活习惯，减少烟酒摄入，注意休息，保证充足睡眠，避免长期过度劳累，避免受凉，在冬春季节尤需注意生活调摄，宜坚持进行舒缓的锻炼，如太极拳、气功等，对调整胃肠功能有一定的作用。注意合理调节饮食，饮食上应避免诱发症状的食物，这些诱发症状的食物因人而异，应帮助患者分析并尽可能找出可能的诱发症状的食物，以尽可能避免进食这些敏感食物。避免大量饮食，过度饮酒。

一般而言宜避免产气的食物，如乳制品、牛奶、大豆等。高纤维食物有助于改善便秘。

应该限制的食物种类包括：①含有果糖、乳糖、多元醇、果聚糖、低乳半聚糖等成分的食物；②高脂肪、辛辣、麻辣和重香料的食物；③高膳食纤维素食物可能对便秘有效，但对腹痛和腹泻不利；寒凉食物可能会加重腹泻。

4. 保持心情舒畅，避免不良情绪刺激。

5. 对失眠、焦虑者可适当给予镇静剂。

四、验方食疗

（一）山药扁豆粥

山药、扁豆各 15g，粳米 30g，加水煮粥，加入白糖调味。若以金樱子 15g 水煎，加粳米、山药各 30g 煮粥，收敛止泻更佳。适用于脾肾亏虚证。

（二）乌梅粥

取乌梅 10 枚，水煎取汁，加粳米 100g 煮粥，粥熟加入少许冰糖调味，对久泻不止有良效。

（三）薏苡仁粥

薏苡仁、粳米各 50g，加水适量煮粥，粥熟加入少许白糖调味，每日分 2 次服用。适用于脾虚湿蕴证。

（四）茶叶煮粥

茶叶 15g，粳米 100g，白糖适量。取茶叶先煮 15 分钟取浓汁约 500g，去茶叶，在茶叶浓汁中加入粳米、白糖，再

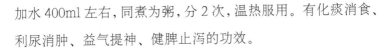

加水 400ml 左右，同煮为粥，分 2 次，温热服用。有化痰消食、利尿消肿、益气提神、健脾止泻的功效。

（五）糖醋山药块

怀山药 500g，白糖 50g，醋 50g，面粉 50g。将怀山药洗净，去皮，切成滚刀块；炒锅烧热，加植物油适量，烧至六成热时，将山药块放入，炸至皮呈黄色捞出，沥油；炒锅控净油，加醋及糖水，烧开后再倒入山药块，使汁收浓，裹匀山药块，即成。佐餐食用，随量服食。具有健脾益气的功效，适用于脾气虚弱型慢性腹泻。

（齐洪军）

第四章

如何认识反流性食管炎

一、什么是反流性食管炎?

反流性食管炎是因为胃内容物反流至食管引起,俗称"烧心病",因为正常情况下胃酸只存在于胃中,当反流入食管时灼烧或刺激食管而产生"烧心感"。这种感觉常发生于饭后,由食管括约肌张力减弱或胃内压力高于食管而引起。胃内容物长期反复刺激食管黏膜,尤其是食管下段黏膜而引起炎症。该病经常与慢性胃炎、消化性溃疡或食管裂孔疝等病并存,有时也单独存在。

二、这个病是由什么原因引起的?

反流性食管炎是由多种因素引起的以食管下括约肌(LES)功能障碍为主的胃食管动力障碍性疾病。具体病因可分为以下三种。①抗反流屏障功能异常:贲门失弛缓手术后、食管裂孔疝、腹内压增高(如妊娠、肥胖)及长期胃内压增高等都可能引起食管下括约肌的功能障碍或者一过性的松弛延长;②食管酸廓清功能障碍:常见于导致食管蠕动和唾液分泌异常的疾病和病理生理过程，如干燥综合征等；③食管黏膜抗反流屏障功能的损害：长期吸烟、饮酒等刺激性食物或药物将使食管黏膜不能抵御反流物的损害。

三、哪些人比较容易得这个病?

下面的这几类人比较容易得这个病，需要特别注意。

1. **中老年人** 目前普遍认为，反流性食管炎的发病率随年龄的增长而增加，40 ~ 60 岁为发病高峰年龄。

2. **男性** 多数报道认为，反流性食管炎患者中，男性患者显著多于女性。

3. **肥胖** 肥胖是反流性食管炎主要症状发生的中度危险因素。超重是反流性食管炎患者中普遍存在的现象。

4. **吸烟** 经常吸烟是反流性食管炎的危险因素。

5. **饮酒** 很多研究发现，饮酒与反流性食管炎显著相关。

6. **裂孔疝** 食管裂孔疝可降低胃食管交界处的张力，增加胃底的感觉刺激以至触发一过性下食管括约肌松弛。

7. **精神因素。**

四、反流性食管炎有哪些症状？

反流性食管炎的临床表现可以分为典型症状和不典型症状。典型症状：烧心和反流。患者在进行反流评估前需先排除心脏的因素。此外，反流性食管炎可伴随食管外症状，包括咳嗽、咽喉症状、哮喘以及牙蚀症等。

五、如果我们怀疑得了反流性食管炎，该做哪些检查呢?

1. 内镜检查　是诊断反流性食管炎最准确的方法，并能判断反流性食管的严重程度和有无并发症，结合活检可与其他原因引起的食管炎和其他食管病变（如食管癌等）鉴别。

2. 应用便携式 pH 记录仪　在生理状况下对患者进行 24 小时食管 pH 连续监测，可提供食管是否存在过度胃酸反流的客观证据，目前已被公认为诊断反流性食管炎的重要方法，尤其是在患者症状不典型、无反流性食管炎，以及虽然症状典型但治疗无效时更具有重要诊断价值。

另外，食管吞钡 X 线检查、食管滴酸试验和食管测压也是胃食管反流病的辅助性诊断方法。

六、需要与哪些病进行鉴别呢?

临床上需与其他病因的食管病变（如真菌性食管炎、药物性食管炎、食管癌和食管贲门失弛缓症等）、消化性溃疡、胆道疾病等相鉴别。胸痛为主要表现者，应与心源性胸痛及其他原因引起的非心源性胸痛进行鉴别。还应注意与功能性疾病如功能性烧心、功能性胸痛、功能性消化不良相鉴别。

七、反流性食管炎怎样治疗呢?

主要包括药物治疗、维持治疗、抗反流手术治疗、治疗并发症和患者教育。

（一）药物治疗

1. H₂**受体拮抗剂** 如西咪替丁、雷尼替丁、法莫替丁等。

2. **促胃肠动力药** 主要是莫沙必利分散片，这类药物的作用是增加食管下括约肌压力、改善食管蠕动功能、促进胃排空，从而减少胃内容物食管反流及其在食管的停留时间。

3. **质子泵抑制剂（PPI）** 包括埃索美拉唑、奥美拉唑、泮托拉唑等。这类药物抑酸作用强，特别适用于症状较重、有严重食管炎的患者。

（二）维持治疗

反流性食管炎具有慢性复发倾向，为减少症状复发，防止食管炎复发引起的并发症，可给予维持治疗。PPI和H₂受体拮抗剂均可用于维持治疗，PPI效果更优。维持治疗的剂量因患者而异，以调整至患者无症状之最低剂量为适宜剂量。对无食管炎的患者可考虑采用按需维持治疗，即有症状时用药，症状消失时停药。

（三）手术治疗

抗反流手术是采用不同术式的胃底折叠术，目的是阻止胃内容物反流入食管。

（四）治疗并发症

对于食管狭窄的患者，除了严重瘢痕性狭窄需手术切除外，绝大部分的狭窄可行胃镜下食管扩张术。对Barrett食管的患者，需定期随访。对于重度异型增生反流性食管炎患者，建议行内镜下黏膜切除或手术治疗，并密切监测随访。

（五）患者教育

有食管下括约肌（LES）结构受损或功能异常的患者，白天进餐后不宜立即卧床；为了减少卧位及夜间反流，睡前3个小时不宜进食，可将床头抬高15°。注意减少引起腹压升高的因素，应避免进食使 LES 压降低的食物，避免应用降低 LES 压的药物和引起胃排空延缓的药物。最后也是最重要的一点就是戒烟戒酒。

八、中医治疗反流性食管炎有哪些方法？

（一）中药治疗

1. **肝气犯胃型**　泛酸、胸骨后及胃脘部烧灼不适，胀满作痛，脘痛连胁，嗳气频繁，吞咽不利，大便不畅，每因情志因素而疼痛发作，舌苔薄白，脉弦。

治法：疏肝理气。

推荐方药：逍遥散加减。柴胡、当归、白芍、白术、茯苓、月季花、枳壳、佛手、郁金等加减。

中成药：①气滞胃痛颗粒，每次 10g，每日 2 次，开水冲饮。②四逆散，每次 1 袋，每日 2 次口服，开水冲饮。③柴胡疏肝丸，每次 9g，每日 2 次口服。

2. **肝胃郁热型**　胸骨后及胃脘部烧灼不适，疼痛，痛势急迫，烦躁易怒，泛酸嘈杂，口干口苦，舌红苔黄，脉弦或数。

治法：泄热和胃。

推荐方药：丹栀逍遥散加减。丹皮、山栀子、黄连、黄芩、柴胡、当归、白芍、白术、茯苓等加减。

中成药：①左金丸，每次 9g，每日 2 次口服。②三九胃泰颗粒，每次 1 袋，每日 2 次口服，温开水冲服。③丹栀逍遥丸，每次 9g，每日 2 次口服。

3. **瘀血停滞型**　胸骨后及胃脘部烧灼不适、疼痛，痛有定处而拒按，痛似针刺或刀割，舌质紫暗，脉涩。

治法：活血化瘀，理气止痛。

推荐方药：桃红四物汤加减。桃仁、柴胡、当归、川芎、白芍、生地黄、三七、元胡等加减。

中成药：①云南白药胶囊，每次 2 粒，每日 3 次口服。②三七片，每次 3 粒，每日 3 次口服。③元胡止痛片，每次 5 粒，每日 3 次口服。④中华跌打丸，每次 1 丸，每日 2 次口服。

4. **脾胃虚寒型**　胸骨后及胃脘部烧灼不适，疼痛隐隐，吐清水，喜暖喜按，纳食减少，神疲乏力，甚者手足不温，大便溏薄，舌质淡，脉软弱。

治法：温中健脾。

推荐方药:理中汤加减。党参、白术、陈皮、茯苓、法夏、黄芪、干姜等加减。

中成药：①暖胃舒乐片，每次 4 片，每日 3 次口服。②小建中颗粒，每次 1 袋，每日 2 次口服，温开水冲饮。③黄芪精颗粒，每次 10g，每日 2 次，温开水冲饮。

5. **脾胃阴虚型**　胸骨后及胃脘部烧灼不适，疼痛隐隐，口干咽燥，或口渴，大便干燥，舌红少津，脉多弦细。

治法：养阴益胃。

推荐方药:沙参麦冬汤加减。沙参、麦冬、天花粉、玉竹、黄精、石斛等加减。

中成药：①参麦胶囊，每次3粒，每日3次口服。②生脉口服液，每次1支，每日2次口服。③养胃舒颗粒,每次1～2袋，每日2次口服，开水冲服。

（二）针灸治疗

1. 体针

处方:天突、风池、肩井、膻中、上脘、中脘、关元、大椎、肺俞、心俞、膈俞、脾俞、肝俞、肾俞、曲池、合谷、足三里等。咽下困难者，可取天突、合谷、手三里、曲池；背部疼痛者，可取肺俞、心俞、膈俞、大椎、风池、肾俞；反流明显者，可取足三里、中脘、肝俞、膻中、气海、内关。

操作：虚证用补法，其他证候用平补平泻法，隔日1次，10次为一个疗程，疗程间隔3～5天。

2. 耳针

处方：主穴取食管、贲门、皮质下、交感，配穴取神门、枕、肝、胃，一次选2～3穴。

操作：强刺激，留针15～30分钟，每日或隔日1次。

九、日常生活中如何预防该病?

无论是在日常生活中，还是检查或治疗反流性食管炎前后，注意合理、科学的饮食习惯，对于反流性食管炎的治疗都是很有必要的。

1. 忌酒戒烟。烟草中含尼古丁，可降低食管下段括约肌压力，使其处于松弛状态，加重反流；酒的主要成分为乙醇，不仅能刺激胃酸分泌，还能使食管下段括约肌松弛，是引起胃食管反流的原因之一。

2. 减少进食量。饱食容易出现食管以下括约肌一过性松弛。进食细嚼慢咽，少量多餐，吃低脂饮食，可减少进食后反流症状的频率。晚餐不宜吃得过饱，避免餐后立刻平卧。

3. 少饮酸性及刺激性饮料。酸性饮料及刺激性调料、烟酒等，可引起食管下端括约肌张力下降，尤其是烈性酒可使食管蠕动收缩波的频率下降。

4. 减少脂肪摄入。脂肪可延缓胃排空，刺激胆囊收缩与分泌，降低食管括约肌压力。烹调以炖、煮、烩为主，不用油煎炸。

5. 饮食宜少刺激性。少吃巧克力，少喝柠檬汁等酸性饮料。烹调少用香辛料，如辣椒、咖喱、胡椒粉、薄荷等。

6. 就寝时床头整体宜抬高 15°，对减轻夜间反流行之有效。

7. 尽量减少增加腹内压的活动，如过度弯腰、穿紧身衣裤、扎紧腰带等。

8. 注重心理调节。心理因素对消化系统的影响也十分大，如焦虑、抑郁都会让消化系统出现不良反应，所以在紧张的时候注意缓解压力也同样重要。

十、验方食疗

（一）芦根杷叶粥

鲜芦根 50g，枇杷叶 20g，分别洗净切碎，加水 1200ml，煎 20 分钟，去渣留汁于砂锅中，再将粳米 100g 淘净放入，小火慢熬成粥，加白糖适量，调匀即成。分 1～2 次，趁温空腹服。具有清热和胃的功效。适用于肝胃郁热证。

（二）陈皮红茶饮

陈皮 5g，红茶 5g，放入锅中，加适量水，大火煮沸后，改中火煨 20 分钟，去渣留汁，兑入红糖，稍煮即成。当茶频频饮用。具有温中健脾，行气和胃的功效。适用于脾胃虚弱偏寒证。

（三）麦冬三汁饮

麦冬 10g，生地黄 10g，煎煮浓汁，去渣；取藕一小节，煮藕作汁，两汁相合。不拘时，频频饮咽。具有滋阴生津，和胃降逆的功效。适用于阴虚证。

（宁玉凤）

第五章

说说慢性溃疡性结肠炎

慢性溃疡性结肠炎（ulcerative colitis，UC），又称为非特异性或特发性溃疡性结肠炎，属中医学"大瘕泄"、"腹痛"、"泄泻"、"痢疾"、"肠风"、"脏毒"范畴。

一、疾病窥貌

（一）什么是慢性溃疡性结肠炎，都有什么症状？

慢性溃疡性结肠炎与克罗恩病统称为炎症性肠病，发病可能与免疫、遗传等有关，病变以结肠黏膜的溃疡、糜烂为主，其症状主要为腹痛、腹泻、黏液脓血便，里急后重，以及伴多系统肠外表现。发病可缓渐或突然发生，多数患者反复发作，病程呈慢性经过，发作期与缓解期交替。多伴有肝损害、关节炎、皮肤损害、心肌病变、虹膜睫状体炎及内分泌疾病等。

（二）慢性溃疡性结肠炎的诊断标准

1. 确诊

（1）腹泻或便血6周以上，结肠镜检查发现一个以上的下述表现：黏膜易脆、点状出血、弥漫性炎性糜烂、溃疡；

或钡剂检查发现溃疡、肠腔狭窄或结肠短缩。同时伴有明确的黏膜组织学改变：活动期炎性细胞浸润、隐窝脓肿、杯状细胞缺失；缓解期隐窝结构异常（扭曲分支）、隐窝萎缩。

（2）手术切除或活检标本在显微镜下有特征性改变。

2. 疑诊

（1）病史不典型，结肠镜或钡剂灌肠检查有相应表现；或有相应病史，伴可疑的结肠镜检查表现，无钡剂灌肠检查报告；或有典型病史，伴可疑的钡剂灌肠发现，无结肠镜检查报告。均缺乏组织学证据。

（2）手术标本大体表现典型，但组织学检查不确定。

（三）有哪些原因导致慢性溃疡性结肠炎？

1. 遗传因素　UC 有家族性遗传的特点，患者的第一代近亲多数患有 UC，少数患者有克罗恩病。UC 可能存在多基因、多环节的遗传背景，除结肠上皮 HLA–DR 有异常表达外，细胞因子，诸如 αL–1，βL–1 及 TNF 都可能与遗传有关联。

2. 免疫因素　大多数学者认为 UC 是自身免疫性疾病，特别是近几年来发现 UC 的发病与机体免疫功能异常关系密切，常与甲状腺疾病、糖尿病等共存，体液免疫在 UC 的发病中占据重要地位，而细胞免疫为次。细胞因子、炎性介质和抗中性粒细胞胞质抗体、大量淋巴细胞、浆细胞、巨噬细胞、中性粒细胞均可在 UC 患者的结肠黏膜中检测到，T 细胞和巨噬细胞受激活后导致很多细胞因子和炎症介质的释放，引起和加重炎症和组织损伤,其中肿瘤坏死因子与 UC 发病密切相关。研究发现,抗中性粒细胞胞质抗体是一种特异性抗体,主要针对中性粒细胞和单核细胞,在 60% 以上 UC 患者血清中可检测到。

3. **感染因素** 到目前为止还不能确定 UC 与细菌、病毒感染的直接关系,但大多数学者仍认为感染在 UC 中起到某种作用。

(1)细菌感染:主要集中在对大肠杆菌的研究。研究发现,UC 发作时的大便与健康人的相比,其中大肠杆菌的数量明显增加,并且 UC 患者肠道中的大肠杆菌产生的溶血素和坏死毒素比健康人的要多。

(2)病毒感染:部分 UC 患者的血中检出了巨细胞病毒、轮状病毒、衣原体抗体,这都提示 UC 的发病与细菌、病毒的感染有关。

4. **环境因素** 某些环境因素,如无或缺乏母乳喂养、吸烟饮酒、服用避孕药、饮食不当、劳累、精神紧张、妊娠等,使遗传易感者对肠道细菌免疫反应能力下降,降低了肠道对正常菌群的耐受性,诱发了溃疡性结肠炎。

5. **其他因素** 如精神与神经因素、血管损伤及血小板的聚集、一氧化氮、抗内皮细胞抗体等这些因素都与 UC 的发生有一定的关系。

(四)我国溃疡性结肠炎的发病情况如何

UC 可发生于任何年龄,见于 20 ~ 40 岁青壮年,男女发病率无明显差别。

（五）从中医角度讲，导致溃疡性结肠炎的因素有哪些？

中医认为，慢性溃疡性结肠炎的病因病机主要有虚（脾气虚、脾阳虚、肾气虚、肾阳虚、脾肾俱虚）、湿（外湿、内湿）、气（气郁）、瘀。病理基础以脾肾两虚为本，湿邪、肝郁、瘀血为标。临床多见本虚标实，虚实相兼，气血同病。UC与脾虚有关，脾虚则失运化水湿之职，从而水谷混杂而下发生泄泻；脾虚则失其统血之职，从而发生便脓血或便中夹杂红色黏液；脾虚则失其脾主肌肉之职，从而肠黏膜溃疡难以修复。肝脾之间具有相克关系，"木得土则达"。情志失调，肝失疏泄致使肝气乘脾，或土失木疏，致使脾失健运，从而大肠传导糟粕失常而发生腹泻或腹痛或脓血便等。更因UC多伴有左下腹痛，即少腹痛，少腹系足厥阴肝经循行通过部位，其痛多与肝有关。此外，UC多见有腰膝酸痛、四肢不温、精神不振、面色㿠白、小便清长等兼症，且UC以中年以上患者多见。《内经》曰："人过四十，精气自半"，再因肾为胃之关，关门不利，故水聚而从其类也。所以从脏腑功能失调的标本关系来看，其标在脾，本在肾；且UC长期反复发作，缠绵难愈，病久势必耗伤机体阳气和阴液，进而致使肾阴肾阳虚损，造成恶性循环。

（六）慢性溃疡性结肠炎都有哪些危害？

1. 局部损害

（1）中毒性巨结肠与肠穿孔。

（2）大量出血。

(3) 结肠假息肉形成,少数可发生癌变。

(4) 肠腔狭窄与肠腔梗阻。

(5) 直肠与肛周疾病。

2. 全身损害

(1) 口腔黏膜病变,口腔可见鹅口疮样溃疡。

(2) 眼损害:可有结膜炎、虹膜炎、眼色素层炎等。

(3) 肝脏损害:可表现为脂肪肝、慢性活动性肝炎、肝硬化、胆管周围炎、硬化性胆管炎等。

(4) 泌尿系统病变,如慢性肾盂肾炎。

(5) 心血管病变及脉管炎。

(6) 关节损害,如关节炎、强直性脊柱炎。

(7) 皮肤损害:结节性红斑、坏疽性脓皮病。

(8) 继发性贫血。

(七)诊断与自我诊断

1. 症状 有持续或反复发作的腹泻,黏液脓血便伴腹痛、里急后重和不同程度的全身症状。病程多在 6 周以上。可有关节、皮肤、眼、口腔及肝胆等肠道外表现。

2. 相关检查

(1) 血液检查:①血常规和血沉:由于失血、缺铁,贫血常见,多为小细胞低色素性贫血,急性期白细胞计数升高,血沉加速,而血沉的加快常反映病变的活动性。②凝血功能:第 V、VII、VIII因子活性增加,纤维蛋白增加,血小板计数升高,由于血液呈高凝状态,血栓性栓塞常见,如肺栓塞等。③血清蛋白电泳：血清蛋白降低，α1、α2球蛋白升高；缓解期α2球蛋白增加，提示病情复发可能；γ球蛋白下降提示预后不良。④电解质：钠、钾、氯降低，尤以低钾突出。

（2）粪便检查：粪便外观有脓血、黏液，镜下见大量红、白细胞。细菌培养（沙门菌、痢疾杆菌、空肠弯曲杆菌、需氧及厌氧菌）及真菌培养阴性。

（3）X线检查：钡灌肠可见多发性溃疡，表现为肠管管壁边缘呈毛刺状或锯齿形，肠腔内有小龛影或条形存钡区，黏膜皱襞粗大紊乱，可见肠腔内炎性息肉引起的颗粒状充盈缺损。早期可见肠壁痉挛，结肠袋形加深；在后期患者由于肠壁纤维组织增生，肠壁变硬，肠管缩短，肠腔变窄，呈铅管状，结肠袋形消失；在中毒性巨结肠患者结肠扩张，结肠袋消失；在重症或暴发型患者一般不做钡灌肠检查，以免加重病情或诱发中毒性结肠扩张。低张气钡双重造影有利于显示微小病变，钡餐有利于了解整个胃肠道情况。

（4）内镜检查：对诊断本病有重要价值，并可确定病变范围，摘除较大的炎性息肉。镜检可见病变呈连续性，由远端向近端发展，黏膜弥漫性充血、水肿，血管模糊，黏膜面呈颗粒状，脆性增加，触之易出血，肠黏膜有多发性浅溃疡、糜烂，覆黄白色或血性渗出物，后期见炎性息肉，肠腔狭窄，肠壁增厚，僵直，结肠袋消失，癌变，黏膜较苍白，有萎缩斑片，急性期溃疡及慢性期息肉可同时存在。对于急性期重症患者，检查时应慎重，以防肠穿孔。炎性息肉可有蒂或无蒂，色鲜红，

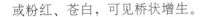

或粉红、苍白，可见桥状增生。

二、寻医问药

（一）中医症候诊断

1. **肠道湿热证** 主要证候：腹痛、腹泻反复发作，大便夹带黏液、脓血，里急后重，肛门灼热，口苦口臭，小便短赤；舌红，苔黄腻，脉濡数。

2. **肝郁脾虚证** 主要证候：腹部胀痛，腹泻黏液脓血，两胁作痛，脘痞纳少，情志抑郁，神疲乏力；苔薄黄，脉弦细。

3. **脾胃虚弱证** 主要证候：大便溏薄，夹有不消化食物，稍进油腻或劳累后加重，食后腹胀，不思饮食，神疲乏力，面色萎黄，消瘦；舌淡，苔薄白，脉细弱。

4. **脾肾阳虚证** 主要证候：久泻不愈，腹痛隐隐，肠鸣腹胀，大便稀溏，夹带黏液或脓血，形寒肢冷，神疲倦怠，食减纳呆，腰膝酸软；舌淡苔白，脉弱。

5. **气滞血瘀证** 主要证候：肠鸣腹胀，腹痛拒按，痛有定处，泻下不爽，嗳气少食，面色晦暗，腹部或有痞块，肌肤甲错；舌质紫暗，或有瘀斑斑点，脉涩或弦。

（二）治疗方案

1. **辨证选用口服中药**

（1）肠道湿热证

治则治法：清利肠道湿热。

方药：白头翁汤加味。

药物组成：白头翁、黄连、黄柏、秦皮、马齿苋、苦参、广木香、红藤、败酱草等加减。

（2）肝郁脾虚证

治则治法：健脾渗湿。

方药：六君子汤合胃苓汤。

药物组成：人参、白术、茯苓、陈皮、半夏、苍术、泽泻、猪苓、生姜、元胡、甘草等加减。

（3）脾胃虚弱证

治则治法：益气健脾除湿。

方药：参苓白术散。

药物组成：党参、黄芪、炒白术、茯苓、炒扁豆、莲子肉、砂仁、木香、薏苡仁、葛根、桔梗等加减。

（4）脾肾阳虚证

治则治法：温补脾肾，固肠止泻。

方药：附子理中丸合四神丸。

药物组成：附子、人参、白术、炮姜、肉豆蔻、补骨脂、五味子、吴茱萸、元胡等加减。

（5）气滞血瘀证

治则治法：行气活血，佐以健脾益气。

方药：膈下逐瘀汤加减。

药物组成：当归、赤芍、红花、五灵脂、蒲黄、乌药、小茴香、黄芪、香附、枳壳等加减。

2. 中药灌肠

（1）固肠煎灌肠液

成分：苦参、白及、乳香、没药等。

功效：清热燥湿解毒，理气活血，去腐敛疮生肌。

主治：用于溃疡性结肠炎活动期，症见腹泻、腹痛、腹胀，便中夹带黏液或脓血。

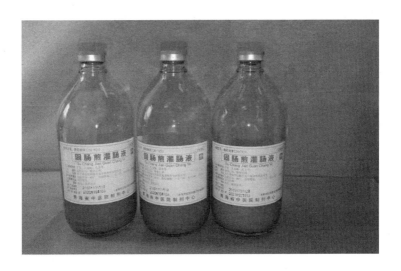

（2）愈肠 2 号

成分：党参、茯苓、白术、黄连、仙鹤草等。

功效：健脾益气，温阳化湿，清热燥湿止痢。

主治：用于溃疡性结肠炎缓解期，反复出现腹泻，大便溏薄，或夹有不消化的食物；食后腹胀，不思饮食，神疲乏力，面色萎黄等。

3. 中药外治

（1）泄泻 1 号

成分：小茴香、肉桂、白胡椒、丁香、五倍子、艾叶、冰片等。

功效：温补脾肾，固肠止泻。

主治：脾肾阳虚型泄泻。

用法：上方共研细末，另榨生姜汁作为皮肤渗透剂，药末调成药饼，神阙穴贴敷，TDP 灯照射，每日 1 次，每次约 30 分钟，10 次为一个疗程。

（2）泄泻 2 号

成分：附片、肉桂、干姜、吴茱萸、细辛、川芎、小茴香、白芷、防风等。

功效：补脾温阳，理气止痛，固肠止泻。

主治：肝脾不调型泄泻。

用法：上方共研细末，另榨生姜汁作为皮肤渗透剂，药末调成药饼，神阙穴贴敷，TDP 灯照射，每日 1 次，每次约 30 分钟，10 次为一个疗程。

（3）泄泻 3 号

成分：黄连、黄柏、黄芩、苍术等。

功效：清热燥湿止痛。

主治：湿热下注型泄泻。

用法：上方共研细末，另榨生姜汁作为皮肤渗透剂，药末调成药饼，神阙穴贴敷，TDP 灯照射，每日 1 次，每次约 30 分钟，10 次为一个疗程。

（4）温贴灵

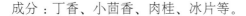

成分：丁香、小茴香、肉桂、冰片等。

功效：温中散寒，理气止痛。

主治：虚寒型或寒凝型腹泻。

用法：上方共研细末，另榨生姜汁作为皮肤渗透剂，药末调成药饼，神阙穴贴敷，TDP 灯照射，每日 1 次，每次约 30 分钟，10 次为一个疗程。

4. 中成药

（1）补脾益肠丸：每次 6 ~ 9g，每日 3 次。适用于脾虚所致的慢性泄泻。

（2）结肠炎丸：每次 5g，每日 3 次。适用于溃疡性结肠炎以腹痛腹泻为主者。

（3）四神丸：每次 9g，每日 1 ~ 2 次。适用于脾肾虚寒之久泻、五更泄泻。

（4）肠宁胶囊：每次 1.6g，每日 3 次。适用于慢性溃疡性结肠炎、慢性菌痢。

5. 针灸治疗

治则：脾胃虚弱、寒湿内蕴型，温化寒湿，针灸并用，泻法；肠道湿热型，清热利湿，只针不灸，泻法。

处方：以大肠的募穴、下合穴为主。针刺合谷、天枢、上巨虚、阳陵泉、大横、大肠俞、公孙、足三里、内关，实证用泻法，虚症用补法。

加减：脾胃虚弱、寒湿内蕴型，加关元、三阴交温寒化湿；肠道湿热型，加曲池、内庭清利湿热；久泻脱肛者，加气海、百会益气固脱。

操作：诸穴均可常规针刺；脾胃虚弱、寒湿内蕴型，可行温和灸、温针灸、隔姜灸或隔附子饼灸。急性每日治疗 2 次，慢性每日治疗 1 次，每次 30 分钟，10 次为一个疗程。

6. 穴位注射 黄芪注射液 4ml，取中脘、气海、足三里为一组，大肠俞、天枢、上巨虚为另一组，两组穴位交替，每天 1 次，10 天为一个疗程。

7. 其他中医疗法 包括推拿按摩法、中药外敷、中药足疗、气功等，虽然临床应用不如中药口服、灌肠普及，但与其他方法配合，如中药足疗与中药口服同用，亦取得了明显的疗效。足疗方应侧重调气行血、凉血止血，对热毒盛者还可加用清热解毒药，常用药物有地榆、红花、鸡冠花、仙鹤草、当归、川芎、白头翁、虎杖等。具体用法是泡脚水温控制在 60 ～ 70℃，水量以淹过脚踝部为好，两脚掌和脚背互相搓擦，每次约 20 ～ 30 分钟，每天 1 ～ 2 次。

8. 西医治疗方法有哪些

（1）一般治疗：休息，进柔软、易消化、富含营养的饮食，补充多种维生素。贫血严重者可输血，腹泻严重者应补液，纠正电解质紊乱。

（2）药物治疗：主要有氨基水杨酸类、激素类、免疫抑制剂、生物制剂。

①氨基水杨酸类：柳氮磺吡啶是治疗 UC 最常用的药物，特别在治疗轻、中度 UC 中不但效果明显而且价格便宜，适

宜大部分的患者维持治疗使用，并被认为对于维持缓解治疗 UC 的优越性更大。新的 5-ASA（5-氨基水杨酸）制剂包括偶氮键前药和控释型制剂相继问世，其治疗作用优于柳氮磺吡啶而不良反应明显少于柳氮磺吡啶。

②激素类：糖皮质激素在治疗 UC 中具有不可忽视的作用，特别是在治疗重度 UC 和暴发型 UC 中，糖皮质激素是首选的治疗药物，治疗效果达 60% ～ 83.9%。新型激素制剂如倍氯米松、布地奈德等具有高度局部活性但全身效应低，适宜长期应用。

③免疫抑制剂：免疫抑制剂主要用于水杨酸制剂或糖皮质激素治疗无效及糖皮质激素毒性反应或长期持续依赖使用糖皮质激素的患者。目前临床常用的免疫抑制剂主要有硫唑嘌呤及其生物活性代谢产物巯嘌呤、甲氨蝶呤、环孢素等。

④生物制剂：生物制剂治疗是近几年新生的药物治疗方法。其中以抗肿瘤坏死因子－α(TNF-α) 单克隆抗体为代表。因 TNF-α 是 UC 发生、发展、转归的重要因子，在组织破坏及炎性反应中起着重要作用，而 TNF-α 单克隆 IgG 抗体能有效而快速中和 TNF-α，同时减少致炎细胞因子及抗细胞间黏附分子的释放，能显著改善 UC 的症状，降低反应疾病活动性的各项指标。另外，还有干扰素及核因子 κB 对 UC 也有一定的疗效。

（3）外科治疗：内科治疗效果不理想者和／或合并其他并发症者可采用外科手术治疗。

三、预防理念

1. 注意饮食清洁、有节，平时要养成良好的饮食卫生习惯，不饮生水，不食生冷瓜果。急性发作期和暴发型患者应进食无渣流质和半流质饮食，禁食生冷食物及含纤维素多的饮食。病情严重者应禁食并给予胃肠外营养，使肠道得到休息，利于减轻炎症，控制症状。肠道湿热者，饮食宜清淡爽口，禁忌生热助湿之品。食滞胃肠者，暂禁食，待好转后再给予饮食。脾气亏虚者，以清淡饮食为宜，可食健脾食物。

2. 居处冷暖适宜。

3. 生活规律，劳逸结合，保持心情舒畅，并可结合食疗健脾益气。由于溃疡性结肠炎病程较长，症状反复出现，患者容易丧失治疗的信心，思想顾虑较重，出现抑郁或焦虑，护理人员应耐心向患者做好宣传解释工作，使其积极配合治疗，并注意生活中的自我调节，使疾病症状得到较好控制和长期缓解。让患者认识到不良的心理状态不利于康复，从而帮助患者建立起战胜疾病的信心和勇气。

4. 指导患者遵医嘱服药。应向患者及家属做好有关药物的解释工作，如药物的用法、作用、不良反应等，告诉患者宜饭后服用柳氮磺吡啶，可减少恶心、呕吐、食欲不振等不良反应。对于采用灌肠疗法的患者，应指导患者尽量抬高臀部，从而延长药物在肠道内的停留时间。

5. 对于重度患者，应注意防止津液亏损，及时补充体液。

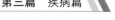

疾病缓解期应注意饮食调养、精神调养和体育锻炼,防止复发。

6. 患者平时可按揉足三里、上巨虚、天枢等穴位。

四、验方食疗

(一) 姜茶乌梅饮

生姜 10g,乌梅 30g,红茶 6g。生姜洗净,切丝,乌梅和红茶共放保温杯中,以沸水冲泡,温浸半小时,再加红糖。趁热频服,每日 2 次。适用于脾胃虚寒泄泻。

(二) 桂圆生姜汤

桂圆干 14 枚,生姜 3 片,食盐适量。桂圆干洗净,放入锅中,加清水浸泡后,再加入生姜、食盐,煮约半小时即成。具有补脾止泻的功效,适用于脾虚泄泻。

(三) 芫荽溜肥肠

猪大肠 1 付,芫荽 100g,酱油、黄酒、食盐、素油、葱白、生姜、白糖、湿淀粉各适量。猪大肠反复擦洗干净备用,芫荽摘洗干净,装入猪大肠内,用针线缝合;放入锅中,加清水,煮至熟透后捞出,去除肠内芫荽残渣,改刀成小段备用;炒锅上火,倒入素油,烧至七成热时,加葱、姜、猪大肠,调以酱油、食盐、白糖、黄酒,再兑入煮猪大肠芫荽的原汤,小火烧至汤收将尽时,湿淀粉勾芡,略烧即成。具有厚肠止血的功效,适用于便血、血痢。

(李福善)

第四篇

科普篇

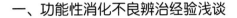

一、功能性消化不良辨治经验浅谈

功能性消化不良原称非溃疡性消化不良，是胃动力障碍致上消化道出现上腹饱胀、疼痛、烧灼、反流等消化不良症状的一种病证，属于临床多发病、常见病。功能性消化不良属中医"胃痞""胃痛""嘈杂""吐酸"等范畴。病因涉及寒邪客胃、饮食伤胃、湿热中阻、肝气（火）犯胃、脾胃虚弱等多方面。胃主受纳腐熟水谷，为五脏六腑之大源，上述诸多内因外邪导致胃失和降、阴阳失调，致受纳腐熟水谷功能失常。中医辨证重在辨明证属阴阳、虚实、寒热，是否兼加湿浊、食滞、瘀血等。其中实证多为肝脾不和、肝胃郁热、湿浊中阻等型；虚证多见中虚气滞、脾胃虚寒、胃阴不足等型。

经云"六腑以通为顺，六腑以通为补。"临证多年，认为不论证属阴阳、虚实、寒热，"通"的理念要贯穿辨证治疗始终，或消食导滞、或理气除满、或化湿泄浊、或化瘀通腑、或清热泻火、或益气助运、或温阳健脾、或养阴增液。根据正邪之势，或扶正、或祛邪、或扶正祛邪并进，总以祛邪为先。

功能性消化不良的患者胃动力学改变可分为胃动力低下型（或动力障碍型）、胃动力亢进型及反流型。动力低下型的症状以上腹部饱胀不适、消化障碍为主；动力亢进型的症状以上腹部疼痛为主；反流型则以烧心、反酸为主。三种类型均伴有胃排空的延迟。临床试验证实：动力低下型的患者其胃窦部的收缩频率及振幅明显低于正常人，导致液体及固体排空延迟；动力亢进型的患者，其胃窦部的收缩频率明显高于正常人，收缩振幅变化不明显或稍高于正常人，导致以固体为主的排空障碍；反流型的患者常有食管下段括约肌压力降低及食管廓清能力减弱，导致胃液体排空较动力低下型和正常人均明显延迟。以早饱、餐后胀满为主者，其胃窦部的收缩功能正常，但存在近端胃适应性舒张功能障碍。

功能性消化不良患者动力异常的原因目前尚不明确。研究表明，其与精神、神经、胃肠道激素及应激等有关。消化不良患者较健康人更具神经质、焦虑、抑郁。迷走神经张力引起空腹及餐后胃肠运动减少、胃窦增宽以及缺乏与应激反应相应的胃窦运动抑制；胃动素参与消化间期综合肌电调控，促进胃运动和排空；胃泌素可引起胃底舒张、胃窦收缩、延迟胃排空；生长抑素可明显减弱胃肠道运动，并增强肠道细菌发酵活性。

"继承而不泥古，创新而不离宗。"中医学能够历经数千年风雪走到今天的辉煌，与中医界历代先贤们因人因地因时制宜、不断创新密不可分！我们新时代的中医人更不能局限于以往中医"一个老头、一个枕头、三个指头"的形象和思维方式，而应该充分学习、掌握、利用现代医学知识和检查手段，将中医传统"望闻问切"所得到的资料尽量深化、细化、明确化，形成中医"新四诊内容"，还要运用中医辨证理论对"新四诊内容"加以辨证分析，指导处方用药，提高临床疗效。毕竟"疗效才是硬道理！"现代医学对胃肠动力学的研究使中医辨证时病因病机更加明确，临证时可以在中医辨证论治、君臣佐使、中药性味归经、升降沉浮理论基础上结合现代胃肠动力学、药理学研究加减用药。

功能性消化不良的诊断标准：①存在上腹饱胀、疼痛、早饱、嗳气、反酸、烧心、恶心呕吐等症状至少3个月；②胃镜检查未发现食管炎、胃及十二指肠溃疡、肿瘤器质性病变；③B超、X线等检查排除肝胆胰及肠道器质性病变；④无糖尿病、结缔组织病、严重心脑血管病及精神病等全身性疾病；⑤无腹部手术史；⑥无使用影响胃动力药物史。

临床分型：①吞气型（反流型）：嗳气、反酸；②动力障碍型：上腹饱胀餐后甚（无可见性膨胀）、早饱、恶心、复发性干呕（或）呕吐；③烧灼型：烧心；④溃疡型：上腹疼痛有节律；⑤不定型（特发型、原发型、混合型）：症状不定。

临证时善于采用辨体—辨证—辨病—辨症相结合的一体化思路，即在辨明患者体质及中医肝脾不和、肝胃郁热、中虚气滞、脾胃虚寒、胃阴不足等不同证型的同时，分清西医不同临床分型，如吞气型（反流型）、动力障碍型、烧灼型、溃疡型、混合型，及不同胃动力学改变，如胃动力低下型（或动力障碍型）、胃动力亢进型及反流型。辨证论治时既考虑中医证型采用相应的理法方药论治，又兼顾现代医学分型和胃肠动力学改变及现代药理学研究成果。肝脾不和型多选用柴胡疏肝散为主方，酌加苏梗、青皮、木香、郁金等；肝胃郁热型多选化肝煎为主方，合并湿邪为患多与藿朴夏苓汤或胃苓汤合方化裁，酌加香橼、佛手；中虚气滞型多选香砂六君子汤为主方，酌加炒扁豆、山药之类，合并湿阻气陷者则与李东垣的升阳除湿汤合方化裁；脾胃虚寒型多选理中汤为主方，酌加草豆蔻、红豆蔻、佩兰、大腹皮；胃阴不足型多选益胃汤为主方，酌加石斛、白芍、香橼、佛手、黄连等。

辨病（临床分型）论治：吞气型选半夏厚朴汤合四逆散，或半夏泻心汤、旋覆代赭汤；动力障碍型选四磨口服液、保和丸、楂曲平胃散、藿香正气散、小陷胸汤；烧灼型选左金丸、葛根芩连汤、黄连解毒汤、乌贝散；溃疡型选乌贝散、化肝煎。

辨证用药：以上腹部饱胀不适、消化障碍为主的患者，选加有促进胃动力作用的中药，如枳壳（枳实）、槟榔、大腹皮、木香、郁金、柴胡、生姜、草果、紫苏叶（紫苏梗）、芫荽、莱菔子、鸡内金等；以上腹部疼痛为主的患者，选加有抑制胃动力亢进作用的中药，如桂枝、肉桂、香附、沉香、乌药、吴茱萸、藿香、小茴香、芍药、甘草等；以烧心、反酸为主的患者，选加有促进胃动力作用的中药（同前）及抑制胃酸作用的中药，如乌贼骨、煅瓦楞子、白及、牡蛎、海蛤壳、珍珠母、代赭石等。

功能性消化不良的胃动力学研究取得了很大进展，相应临床治疗也有了长足的进步。但从其确切的发病机理到临床诊断标准、检查和治疗方法等诸多方面尚有深入研究的空间。中医学博大精深，吾辈当加倍努力，在"勤求古训、博采众方"

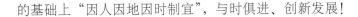

的基础上"因人因地因时制宜",与时俱进、创新发展!

（李军茹）

二、反流性食管炎患者的衣食住行

近年来反流性食管炎发病率呈逐年上升趋势,其成因与食管、胃、胆囊、十二指肠的协调运动功能紊乱和食管下段压力下降,贲门括约肌松弛等疾病有直接关系。酸性胃液和碱性十二指肠液反流入食管,胃蛋白酶、脂肪酶、胆汁酸作用于食管下段黏膜,造成黏膜充血、水肿、糜烂,甚至发生溃疡,导致食管炎发生,临床上常见烧心反酸、胸骨后灼痛、胸闷、呃逆嗳气、咽部异物感,甚至咳嗽气喘等症状,严重影响身体健康。中医理论认为"反流性食管炎"主要为肝郁气滞,气机不畅,横逆犯胃,胃失和降,胃气上逆并气郁化热所致,治疗以疏肝理气,和胃降逆,制酸止痛为则,疗效较佳。防治反流性食管炎要注意以下几个问题。

（一）情志

反流性胃炎多为情志所伤,长期紧张、抑郁、烦躁焦虑者容易患此病,故要减少压力,缓解紧张情绪,分散注意力,保持轻松快乐的心情。

（二）衣着

反流性食管炎患者的穿戴要以宽敞舒适为原则,切忌穿紧身衣裤、扎紧腰带等,以免增加腹内压,加重胃食管反流。

（三）饮食

少食多餐，低脂饮食，可减少进食后食管反流症状发生的频率。多进食固体食物，少食稀饭、牛奶等流食，饭后多走动，不要餐后就卧倒，以免加重反流。对于肥胖患者而言，要注意减肥。因为过度肥胖者腹腔压力增高，可促进胃液反流，特别是平卧位时，故应积极减轻体重以改善反流症状。至于减肥方法，要以节食（特别是高脂肪、高糖饮食）、体育锻炼和腹部按摩为主，切忌滥用减肥用的泻药。另外，要忌酒戒烟。因为烟草中的尼古丁和酒中的乙醇均能使食管下段括约肌松弛，可诱发或加重胃食管反流。

（四）居住

睡眠时可将头侧的枕头垫高 15～20cm，对减轻平卧反流行之有效。必要时睡前加服一片莫沙比利分散片以防治反流。食管反流好发于平卧状态的原因：一是平卧时食管与胃处于水平位置，食管下段压力下降，比坐立位自下而上的垂直位置要容易反流；二是人处于睡眠状态时，胃上下口两道门括约肌处于松弛状态，抑制胃食管反流的作用减弱。另外，要改变不良睡姿。有人睡眠时喜欢将两上臂上举或枕于头下，这样可引起膈肌抬高，胃内压力随之增加，易使胃液逆流而上，加重反流，故睡眠时双臂放下比较好。

（五）行动

反流性食管炎典型症状就是姿势性烧心，如餐后即弯腰干家务、或搬重物，以及快速行走、跑步等，均可增加腹内压，

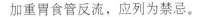

加重胃食管反流，应列为禁忌。

此外，情绪激动、过度劳累、起居失调、受凉受潮等，均可诱发或加重胃部疾病，进而加重反流症状，这应引起足够重视。

（杨翠兰）

三、腹泻家庭疗养有"五忌"

一忌克扣饮食。多数人认为，腹泻最好的解决方法是"沽其源"，即克制饮食，甚或禁食禁水，使其没有东西可拉。孰不知，拉肚子本身有大量水分、营养素、无机盐排出体外，若再克扣饮食，甚或禁食禁水，势必使水分、营养素、无机盐不能得到及时补充，导致人体营养不良，削弱抗病能力，造成脱水、休克、电解质紊乱等严重并发症。正确的做法是，不仅不能克扣饮食，还应大量吃喝，以维持机体在腹泻时对营养的超常需求，增强机体的抗病能力。

二忌见痛就用解痉药。肠道炎症必有胃肠痉挛，出现腹部阵痛是在情理之中。胃肠蠕动加快，有利于肠道致病菌的排泄。假如一见腹痛就用解痉药止痛，势必影响肠道致病菌的排泄，不利于治疗。

三忌见吐即用止吐药。止吐药可抑制呕吐反射，而呕吐是机体一种自身保护性反应，可以排吐胃肠道的致病微生物，达到缓解病情的作用。若呕吐被抑制，势必影响肠胃道内有害物质的排泄，反而加重病情。

四忌随意使用止泻药。止泻药可使腹泻患者的排便减少，使粪质由稀溏变为稠厚，但不利于胃肠内有害致病微生物的排泄。

五忌滥用抗菌素。腹泻有细菌感染、病毒感染、消化不良、菌群失调之分，在没有细菌感染的有力证据之前滥用广谱抗菌素，会使机体遭到抗菌素不良反应的伤害，尤其对听神经、肝肾功能造成极为不利的影响，增加药物过敏的机会，导致菌群失调、二重感染，甚至全身霉菌感染，给合理治疗带来新的困难。

（伏新顺）

四、查完胃镜的注意事项

胃镜，特别是电子胃镜在临床诊断上消化道（包括食管、胃、十二指肠）疾病中具有巨大的价值，是一种不可或缺的诊查项目，因此受到越来越多的医师和患者及其家属的欢迎。但笔者经常遇到患者及其家属这样发问：接受胃镜检查后该注意什么呢？我认为，这个问题提得非常好，它关系到广大患者的切身利益，他们确实有必要了解胃镜检查的一些知识，做到心中有数，提前采取一定的预防措施，以免胃镜检查后一系列并发症的发生。

那么，胃镜检查后应注意哪些事项呢？

一是胃镜检查后不管有无不适症状，须禁食禁水2小时，然后可进食半流质饮食，如稀饭、面糊糊、牛奶、面条等，忌食生冷、油腻、酸甜、麻辣食品。第二天方可恢复正常饮食。

二是胃镜检查术后若感到咽部不适疼痛，或发现唾液中有少量带血时，不要惊慌失措，更不能刻意去呕吐或咳嗽，以免诱发或加重局部疼痛和出血。出现这些症状的原因是在进镜过程中咽喉部难免会受到镜体的摩擦，而摩擦的结果是咽喉部黏膜损伤、瘀血、肿胀、出血。遇到这种情况，可不用药观察，亦可用阿莫西林、云南白药消炎、化瘀、止血，以善其后。

三是胃镜检查术后自感脘腹胀满，是检查过程中为充分观察病情往胃腔注气导致扩张过度所致。遇到这种情况可不处理，用手按住胃脘部揉摩，待打几个饱嗝或放几个屁就会自行缓解。欲求速效，可服木香顺气丸或舒肝丸。

四是已在胃镜下钳取了病变组织的患者，术后禁食禁水4~6小时，必要时可加服硫糖铝保护胃黏膜。此后可饮少量温盐水，当日晚餐及次日三餐必须进食半流质饮食，严禁生、冷、硬、烫、辣、酸、甜食，以利于创面愈合。

五是胃镜检查术后如有剧烈腹痛、呕血、黑便，甚至头晕、心慌、汗出、少尿、血压下降等情况，应速到医院就诊，以免贻误病情而危及生命。这种情况最多见于胃出血和胃穿孔，须立即住院抢救，必要时手术治疗。

六是待病理结果回报后要与胃镜报告一同拿到医师处复

诊,医师再结合临床表现综合分析,才能得到相对准确的诊断,从而为合理治疗提供依据。

当然,在胃镜检查前12小时以内还应禁食,否则还会影响检查的准确性。所有这些,都应引起我们的重视。

(伏新顺)

五、要想"消化"好 把住"入口"关

虽然消化系统疾病的成因与饮食、精神、睡眠、气候等多种因素有关,但最基本、最直接、最关键的因素还是饮食。所以,能否把好"入口"关,直接关系到消化系统疾病的发生发展和预后吉凶。那么,应怎样把好这个"入口"关呢?

一是忌生吃,要熟食。如生吃葱、蒜、萝卜等不仅易伤胃气,而且可染上肠道蛔虫病;生吃水产品易患血吸虫病等;吃没有熟透的豆角和烧开的豆浆可致食物中毒。

二是少吃腌、烧、烤、熏、炸制食品,多吃炒、煮、蒸制食物。因前者含有致癌物,是目前公认的可致胃癌的"准因素"。

三是忌食污染、腐烂、变质食品,要吃干净、新鲜、色香味美而且营养丰富的食物。

四是切忌随心所欲、狼吞虎咽、大吃大喝、暴饮暴食,要定时定量、细嚼慢咽、未饥先食、未饱先止。因前者可伤胃气,并有引发急性胃扩张、消化性溃疡急性穿孔、急性胰

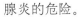

腺炎的危险。

五是忌烟酒。因抽烟可引起消化性溃疡。酒80%在胃吸收，故它对胃的损伤最大，可引起急性胃黏膜病变、消化性溃疡急性穿孔或出血。此外，酒还可伤肝、伤胰、伤脑，引起酒精性肝病、酒精性胰腺炎、急慢性酒精中毒，甚至危及生命。

六是慎服伤胃药物。如消炎痛、保泰松、阿司匹林等，均能诱发或加重胃炎、消化性溃疡。

此外，吃生冷、油腻、酸甜、麻辣食品可诱发或加重急慢性胃炎、消化性溃疡、胆道疾患、炎症性肠病等，也应列为禁忌。

（伏新顺）

六、要防胰腺炎，须把五道"关"

什么是胰腺炎呢？胰腺炎有急性和慢性之分。急性胰腺炎表现为急性、持续性左上腹痛（偶无腹痛），血清淀粉酶≥正常值上限3倍，影像学提示胰腺有形态改变。少数病例血清淀粉酶活性正常或轻度增高。临床可根据病情轻重、发病先后分为轻症急性胰腺炎、重症急性胰腺炎、早发性重症急性胰腺炎、暴发性急性胰腺炎、胰腺脓肿等多种临床类型。慢性胰腺炎的最常见原因是酒精中毒和特发性。与急性胰腺炎类似，某些慢性胰腺炎患者伴有微小结石。少见的原因为遗传性胰腺炎，甲状旁腺功能亢进，胰管狭窄，胰管结石或癌肿引起的胰总管阻塞。临床表现为严重的左上腹剧痛。如果分泌胰消化酶的腺泡细胞进一步遭到破坏，则腹痛可能消退。当脂肪酶和蛋白酶的分泌减少到正常值的 10% 以下时，患者会发生脂肪泻，排出含油脂的粪便。胰岛细胞的破坏会减少胰岛素的分泌和引起对葡萄糖的不耐受。实验室检查血尿淀粉酶和脂肪酶往往正常，血白细胞计数常轻度升高。腹部 X 线片显示胰腺钙化，提示胰管内结石。腹部 B 超或 CT 显示胰腺大小和质地异常，胰腺假性囊肿或扩张的胰管。十二指肠镜下逆行胰胆管造影显示胰总管和二级分支的异常。

那么，该怎样预防胰腺炎呢？

一要把住前驱疾病防治关。有胆囊结石者应尽早进行手术摘除。当胆囊、胆管有炎症时，应及时选用氨苄青霉素、消炎利胆片等药物抗炎、利胆。当胆道或肠道有蛔虫时，要尽早用肠虫清、乌梅丸等药物驱虫，以免诱发胆源性胰腺炎。另外，要及早、彻底治疗伤寒、肝炎、败血症等可能并发急性胰腺炎的感染性疾病。

二要把住饮酒关，不能酗酒。我们每个人都应该做到不饮酒或少饮酒，尤其不要饮用高纯度白酒，以免诱发酒精性胰腺炎。

三要把住饮食关，不可暴食。暴食，特别是一次进食大量高脂肪、高蛋白质食物，就有可能导致急性胰腺炎。饮食要做到定时定量，未饥先食，未饱先止。

四要把住用药关，谨慎用药。常用药物如激素、双氢克

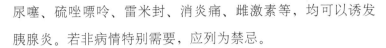

尿噻、硫唑嘌呤、雷米封、消炎痛、雌激素等，均可以诱发
胰腺炎。若非病情特别需要，应列为禁忌。

五要把住逆行胰胆管造影的技术关。逆行胰胆管造影
（ERCP）注射药物时，要严格控制造影剂的剂量和注射时的
压力，以免造成胆汁、胰液和其中的细菌反流入胰腺而诱发
或加重胰腺炎。

（伏新顺）

七、大便出血为哪般

大便出血，又称便血，是消化道出血的特有症状。若血
色鲜红，多为下消化道（包括空肠、回肠、盲肠、结肠、直
肠和肛门）出血，就是中医所说的"近血"（即离肛门较近部
位的出血）；若血色较深，或呈柏油样的黑便，多属上消化道
（包括食管、胃、十二指肠）出血，就是中医所谓的"远血"
（即离肛门较远部位的出血）。当然，即便是上消化道的出血，
若出血量大，在胃肠道停留时间过短时，也会出现暗红色便，
甚至鲜血便。

那么，大便出血是什么原因呢？

若有慢性、节律性、周期性上腹痛病史，特别是在出血
前疼痛加剧，而出血后疼痛反而减轻或消失，平时有泛酸、
烧心、嗳气及上腹饱胀感，多为胃和／或十二指肠溃疡侵蚀
血管引起的出血。

若有慢性肝病（如肝炎后肝硬化、酒精性肝硬化等）病史，并有肝病面容（晦暗）、肝掌、蜘蛛痣、胸腹壁浅表静脉曲张、脾大、腹水、肝肿大或萎缩时，出现大便出血，一可见于食管和／或胃底静脉曲张破裂出血（出血量大、势猛，多伴呕血，常很快陷入失血性休克）；二可见于门脉高压性胃病引起的出血（出血量小、势缓，可伴呕血，能逐渐出现失血性休克）。

若有大量脓血便，伴发热、寒战、里急后重，是细菌性痢疾的特征；若为果酱色血便，有患阿米巴痢疾的可能。

若大便前有鲜血滴出，或排出的大便表面裹有鲜血，或大便结束后有鲜血滴出、射出、喷出，但无痛感，是内痔出血的象征；若排便时肛门剧烈刀割样剧烈疼痛，排出的大便表面有少量鲜血，是肛裂出血的特征。

若长期服用乙酰水杨酸、消炎痛、糖皮质激素等药物，或长期大量酗酒，或长期大量食用麻辣烫、酸辣粉等刺激性食物引起的大便出血，应考虑急性糜烂性出血性胃炎（急性胃黏膜病变）。

此外，急慢性胃炎、胃黏膜脱垂症、胃癌、食管炎、食管癌、胆道疾患、血小板减少性紫癜、过敏性紫癜、再生障碍性贫血、白血病、弥漫性血管内凝血（DIC）、尿毒症晚期以及严重创伤、休克、颅脑疾患、肺心病等疾病引起的应激性溃疡都可引起大便出血。临床当仔细诊察、弄清病源、区别对待！

（伏新顺）

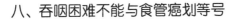

八、吞咽困难不能与食管癌划等号

食管癌（俗称噎食症）可以出现吞咽困难，但造成吞咽困难的原因很多，不独见于食管癌。

以下疾病可能出现吞咽困难：

一是食管癌。此病好发于中老年男性，常有家族史，并有进食干燥粗硬、麻辣热烫、腌熏烧烤或嗜酒快食的习惯。进食时有阻塞、胸骨后不适感或疼痛。食管钡透可疑及此病；胃镜检查及病理活检可确诊食管癌。

二是非特异性食管炎。此病与饮食、营养、卫生等有关。主要病理改变是食管黏膜有充血、水肿、粗糙和增厚等炎性改变。进食时，感觉自咽部起沿胸骨后方达剑突下有刺痛或灼痛，并有程度不等的吞咽困难。

三是食管裂孔疝。胸腔与腹腔由横膈膜分开，食管从胸腔进入腹腔与胃相接，其穿过横膈膜处叫食管裂孔。老年人横膈肌萎缩，裂孔处薄弱，当腹压增高，如排便用力、剧烈咳嗽、打喷嚏时，胃的一部分内容物便会通过裂孔进入胸腔，造成食管裂孔疝。此病常并发食管下端炎症或溃疡，导致吞咽困难。

四是反流性食管炎。其病因是贲门括约肌功能障碍，酸性的胃内容物（主要是胃酸）或碱性十二指肠内容物（主要是胆汁、胰液）反流入食管，腐蚀食管黏膜，引起食管下端黏膜充血、水肿、糜烂、溃疡，甚至出血。溃疡愈合后形成瘢痕，造成食管狭窄，从而导致吞咽困难。

五是食管贲门失弛缓症。食管贲门失弛缓症又称为贲门痉挛、巨食管，是食管神经肌肉功能障碍所致的疾病。其主要特征是食管缺乏蠕动，食管下端括约肌高压和对吞咽动作的松弛反应减弱。临床表现为咽下困难、食物反流和下端胸骨后不适或疼痛。食管钡透可明确诊断。

此外，食管憩室、食管受压（如左心房肥大等）、重症肌无力、舌咽迷走神经麻痹、硬皮病等病症均可造成吞咽困难。因此，遇到吞咽困难的患者时，不要盲目地判定为食管癌，应通过食管钡透、胃镜检查和／或病理活检明确诊断，为合理治疗提供依据。

（伏新顺）

九、胃切除后应该怎样"吃"

当手术切除部分胃（胃次全切）后，医师会将剩余的胃缝合在一起，形成一个新的"小胃"。但这个"胃"不是以前的那个"胃"，它在短期内并不能完全替代以前胃的功能。更有甚者，是将全胃切除（胃全切），然后把食管和十二指肠、甚至空肠吻合，这就让一部分小肠来代替胃的功能，"它"需要更长的时间来适应。那么，胃切除后应该怎样"吃"呢？

在手术刚结束的 1 ~ 3 个月里，饮食要注意以下几点。

一要少食汤水（如牛奶、豆浆、饮料等）。因为此时的"胃"

储存食物的功能比较差，食物往往直接从胃里冲到小肠，再加上汤水类食物的渗透压比较高，可能引起患者的"倾倒综合征"（如脸色发白、心跳加快等）。要防止这类情况的发生，最好吃一些清淡而浓稠的食物（如粥、肉糜等），这样的食物会在"胃"中停留时间稍长，让"胃"逐渐适应自己的功能。

二要忌生吃，要熟食；少吃腌、烧、烤、熏、炸制食品，多吃炒、煮、蒸制食物；忌食污染、腐烂、变质食品，要吃干净、新鲜、色香味美而且营养丰富的食物；忌吃冰冷、油腻、酸甜、麻辣食品，以免伤胃气，甚至引发新的问题。

三要少食多餐，定时定量，细嚼慢咽，未饥先食、未饱先止。每次食量应限制在胃切除前的1/3之内，每天吃6次。

四是忌烟酒。因抽烟可引起消化性溃疡。酒80%在胃吸收，有引发急性胃黏膜病变、消化性溃疡的危险。

五是慎服伤胃药物。如消炎痛、保泰松、阿司匹林等，均能诱发胃炎、消化性溃疡。

在胃切除3个月以后，就可以慢慢恢复正常饮食了。

（伏新顺）

十、慢性萎缩性胃炎患者保健须知

慢性萎缩性胃炎是由慢性浅表性胃炎发展而来，有1%的患者还可在此基础上发生癌变。此病好发于中老年人，以纳呆、嗳气、上腹饱胀或疼痛为主症。胃镜检查可见局部胃黏膜皱襞变薄，红白相间，以白为主，花斑样改变，严重者呈颗粒状、结节状，黏膜下网状血管显露。治疗可根据不同情况选用：①促胃动力药；②制酸剂和碱性药；③低胃酸或无酸治疗；④抗幽门螺杆菌；⑤保护胃黏膜；⑥中医中药疗法；⑦重度不典型增生有癌变倾向者可进行局部手术切除。慢性萎缩性胃炎患者平时要戒烟酒，忌食腌、烧、烤、熏、炸制食品和污染、腐烂、变质、生冷、油腻、酸甜、麻辣食品，要定时定量、细嚼慢咽、未饥先食、未饱先止，慎服消炎痛、保泰松、阿司匹林等伤胃药物，保持良好的心情和足够的睡眠。

（伏新顺）

十一、中药复方"三管齐下"治溃结有良效

溃结的全称就是慢性溃疡性结肠炎，它是一种原因不明的慢性非特异性炎症和溃疡性病变，其发病可能与感染、免疫异常、遗传、精神因素等有关，临床上以腹泻、腹痛、黏液血便和里急后重为主要特征。由于本病病情缠绵，迁延难愈，易于复发，治疗颇为棘手，且与结肠癌的发病存在一定关系，因此被世界卫生组织列为现代难治病之一。近年来大量临床及试验研究报道证实中医药治疗此病取得了显著疗效，具有自身优势和广阔的应用前景。青海省中医院自 2000 年至今采用中药汤剂口服（由炒党参 10g、炒白术 10g、云苓 10g、炒

苡仁 30g 等药物组成，根据临床具体情况随证加减，每日一剂，水煎服），中药脐饼外敷（将丁香、小茴香、肉桂等药物共研细末，取适量以生姜汁调成糊状，涂抹于纱布上，涂抹面积约 15cm×15cm 大小，贴于脐中神阙穴周围腹部皮肤上，以 TDP 灯照射约 30～40 分钟，每日一次）和中药保留灌肠（自拟愈肠煎，由苦参、地榆等药物组成，将上述中药浓煎至250ml 装入玻璃瓶中备用，用前将药液加热至 37～40℃，将灌肠管插入肛门深度为 15～20cm，缓慢将药液滴入肠腔内，患者取头低臀高膝胸位侧卧 20 分钟，每日一次）的联合疗法。2 个月为一个疗程。如此"三管齐下"治疗慢性溃疡性结肠炎获得了良好效果。

西医治疗慢性溃疡性结肠炎一般采用水杨酸制剂、糖皮质激素、免疫抑制剂，但这些药物具有明显的不良反应，部分患者常难以忍受而被迫停用，给治疗造成较大的困难。慢性溃疡性结肠炎属中医"久泻""肠澼""大瘕泄""肠风""脏毒"等范畴。其病理基础以脾肾两虚为本，以湿困、肝郁、瘀血、湿热为标，临床多本虚标实，虚实夹杂，气血同病。因慢性溃疡性结肠炎病变多位于直肠与乙状结肠，所以中药保留灌肠治疗可使药物直达病所，提高病变部位的药物浓度，明显延长药物与病变部位的作用时间，改善局部血液循环，修复肠道溃疡面，促使炎症吸收及溃疡愈合；同时，经直肠给药可避免和减少消化液、消化酶及肝脏对药物作用的影响和破坏，有利于药物发挥作用。肚脐属中医"神阙穴"，是经脉系统中"任脉"的一个重要穴位，脐部皮下无脂肪组织，屏障功能最弱，药物最易穿透、弥散和吸收；同时脐下腹膜分布着丰富的毛细血管网，有利于药物直接穿透皮肤而进入血液循环，直达病所发挥疗效。以上中医多途径联合治疗慢性溃疡性结肠炎可内外并用，多管齐下，标本兼顾，气血同治，从而获得良效，且可避免西医治疗所带来的不良反应，安全效捷，费用低廉，依从性好，疗效明显优于西医治疗组，值得在临床中进一步推广应用。

（伏新顺）

十二、"未雨绸缪"防胃癌——浅谈胃癌预防措施与策略

胃癌是人类最常见的恶性肿瘤之一。在全世界范围内，胃癌的死亡率仅次于肺癌占第二位，在我国其死亡率居所有恶性肿瘤之首，每年死于胃癌者超过 16 万人，约占全部肿瘤死亡的 1/5，成为威胁人类健康的"超级杀手"，严重威胁着我国人民的生命健康。目前在我国，早期胃癌的诊断率较低，胃癌患者在确诊、治疗时大部分均已进入进展期。众所周知，进展期胃癌疗效并不理想，资料显示，早期胃癌手术切除后 5 年生存率可达 85% ~ 95%，而进展期胃癌仅为 15% 左右。总体而言胃癌患病率在我国尚无明显下降趋势，胃癌防治工作任务艰巨。但正常胃黏膜上皮细胞并非是由正常细胞"一

跃"而成癌细胞的，而是一个由量变到质变的渐进过程。在发展为癌症之前，常经历多年持续的癌前病变过程，多种癌相关基因均在其中起着重要作用。这一癌变过程即为"正常胃黏膜→慢性萎缩性胃炎→肠上皮化生→不典型增生→胃癌"这一演变过程，这一过程模式已为国内外多数学者所认可。研究表明肠上皮化生和不典型增生（异型增生、上皮内瘤变）与胃癌的发生密切相关，被称为"胃癌前病变"。所谓胃癌前病变（PLGC）是一个组织病理学概念，主要包括两个方面，即肠上皮化生和不典型增生（现被称为上皮内瘤变），这两种组织病理学改变常常发生于慢性萎缩性胃炎患者，是从正常胃黏膜向胃癌转化过程中的一个重要阶段，其中又以不典型增生（尤其是中、重度不典型增生）和不完全肠上皮化生（尤其是含有大量硫酸黏液的不完全型肠上皮化生，即不完全结肠型或被称为Ⅱb型）与胃癌的发生关系较为密切，故将以上两者视为胃癌前病变。WHO已将慢性萎缩性胃炎（CAG）列为胃癌的癌前状态，在其基础上伴发的不完全型肠上皮化生和／或中、重度不典型增生，则被认为是重要的癌前病变，其癌变率可高达10%～14%。癌前病变是一个非特异性过程，具有细胞退化与增殖共存的特点，虽然其细胞的代谢，特别是核酸的代谢、DNA的损伤及修复会出现欠缺，甚至出现某些基因的活化，但并非所有的癌前病变都将最终演变为癌，而且这些癌前病变均是可逆的过程，通过有效的干预可以阻断和逆转这些癌前病变。

由此可知，早期发现、早期确诊、早期治疗并逆转胃癌前病变对防治胃癌具有极为重要的意义。及时监测诊断胃癌前病变是预防胃癌的关键。由于胃癌的病因学还不完全清楚，针对病因的一级预防比较困难，因此，对胃癌前病变的研究成为胃癌二级预防的重点内容，及早发现、及时治疗癌前病变成为降低胃癌发病率及死亡率行之有效的方法。

既然胃癌如此可怕，对人民的生命健康产生如此大的威胁，那么，我们应当怎样预防胃癌的发生呢？以下几点对预防胃癌的发生有积极作用和良好的效果。

（一）大力积极提倡健康生活方式，避免胃癌发生的潜在危险因素

大量研究结果表明，许多不良的生活、饮食方式有可能是胃癌发生的危险因素，如过食腌制、熏制、烧烤及霉变食品；过度饮用浓茶、咖啡等刺激性饮品；过度食用过甜、过咸及过于油腻的饮食；经常进食夜宵；饮食不规律，不按时进餐，饥饱无常；吸烟及饮酒；熬夜等。如果长期暴露于上述胃癌的潜在危险因素之中，完全忽视健康、良好的饮食及生活方式，则有可能导致胃癌的发生。保持良好、健康的生活饮食方式应当成为预防胃癌发生的第一道防线。

（二）充分发挥中医药优势，积极治疗和逆转胃癌前病变

至今尚无胃癌前病变相对应的中医病名，根据其主要临床表现，多数学者将胃癌前病变列入"胃痞""痞满""嘈杂""嗳气"等范畴。有学者根据客观辨证认为本病当属中医之"痞

结"，并将"胃痞恶化"作为胃癌前病变的对应称谓。多数学者认为，胃癌的病因主要与饮食不节、喜食热烫粗糙或刺激性食物、嗜好烟酒、情志失调、忧郁恼怒、劳倦内伤或用药不当、他病久病及胃等有关。众多学者对此病的病机均有深刻认识和体会。有学者认为气虚血瘀是此病的病机关键；有学者认为此病病机系脾胃气阴两虚，兼有气滞、血瘀、热毒蕴胃等，并强调气机痞塞为病变根本；还有学者认为，脾胃气虚、中焦气滞是此病的主要病机，且往往兼有气滞血瘀之症，或在疾病的某一阶段表现为肝胃不和、湿热中阻或胃阴亏虚；另有学者提出，此病多因肾气虚弱，脾肾不足，邪气久羁，久病入络，胃络瘀阻而成；还有学者提出，浊毒内蕴既是本病的病理产物也是此病的致病因素；有学者指出，慢性萎缩性胃炎至胃癌前病变的演变过程中，其病机早期多属血瘀热毒，中期多属阴虚有热，后期则属气阴两虚。总之，通过多年来的研究及观察，多数学者对此病病机认识渐趋一致，并逐步达成共识，认为此病病位在胃，以脾胃为病变中心，可涉及肝、胆、肾等脏腑；病机性质总属本虚标实、虚实夹杂、寒热错杂为此病的病机关键。此病初期实多虚少，实证为主，后期以虚为主，本虚以脾胃气阴两虚为主，标实主要指气滞血瘀、热毒、痰浊等。故中医常以健脾益气，活血化瘀，化痰降浊，清热解毒等作为胃癌前病变的治疗原则。从以上论述可知，气滞血瘀、热毒、痰浊作为胃癌前病变的主要病理因素与病理产物，在胃癌前病变的发病过程中占据重要地位。

我们应当充分发挥中医药优势，注重和加强活血化瘀、化痰降浊、清热解毒法在胃癌前病变治疗中的应用，积极逆转胃癌前病变，以预防胃癌的发生。

胃癌前病变病久难愈，缠绵迁延，顽固难除，病愈久则瘀愈甚，瘀血往往深入络脉，胶柱鼓瑟，根深蒂固，非破血搜剔之品难以奏效。对瘀血较重者应用诸如莪术、三棱、穿山甲、全虫等破血之剂及虫类药，治疗大刀阔斧，以攻城拔寨，搜剔脉络。但此类峻猛之剂不可多用久用，中病即止，以防其损伤正气，耗伤气血，一俟瘀血顽邪大半已除，根基动摇，则改用活血化瘀药，以除余邪。胃癌前病变往往病程较久，瘀血非一日而成，乃日积月累所致，化瘀祛邪亦非一日之功，死血已祛，余邪难除，治疗不可急于求成，只可徐图缓治，慢工取效，尽除余邪，犹如积尘厚土易扫，所剩微尘难除，只可多次耐心扫除，愈扫愈少，如此仍难以扫尽，一如络脉瘀血终难尽除。这也是胃癌前病变久治难愈，难收速效的原因所在。

久病入络，久病必瘀，郁久化热，热郁化毒，同时气滞、气虚、血瘀等病因又均可阻滞气机，致津液输布失常，而津液凝聚，最终导致痰浊蕴胃。胃癌前病变病程漫长，反复发作，缠绵难愈，因此"瘀"、"毒"、"痰"是胃癌前病变的主要致病因素及病机关键，同时也是胃癌前病变的主要病理产物和发病的重要环节，所以"活血祛瘀"、"清热解毒"、"化痰降浊"法均为治疗胃癌前病变的重要法则，三法并用，不可偏废，应始终贯穿于胃癌前病变治疗过程的始终。在辨证论治的基础上加用活血、祛瘀及解毒、降浊之品，能够有效提高疗效，缓解症状，同时能够通过改善胃黏膜血液循环，起到治疗胃黏膜腺体萎缩、抗纤维化、逆转肠上皮化生及上皮内瘤变的重要作用，充分发挥中药治疗胃癌前病变的优势。因胃癌前病变治疗时间较长，故在临证使用清热解毒药时应尽量选用药性平和之品，如蒲公英、白花蛇舌草、蚤休等，尽量避免过量使用寒凉、苦燥之品，时时注意顾护胃气，保存胃阴，扶助正气，谨防长期使用这类药物而造成的苦寒伤胃或苦燥伤阴。在临床具体应用化痰降浊散结法时，多选用平胃散、三仁汤、藿朴夏苓汤等进行加减化裁，也常加用制胆星、石菖蒲、大贝母等化痰散结之品。同时应注意化痰降浊散结之品多为苦温、辛温、香燥之品，不可长时间使用，以防温燥伤阴，造成胃阴亏虚，胃津耗伤。

（三）积极根治幽门螺杆菌感染，努力提高幽门螺杆菌感染的根治率

目前众多的研究结果证实，幽门螺杆菌（Hp）感染在胃癌的形成过程中发挥重要作用，已被世界卫生组织（WHO）认定为Ⅰ类致癌因子。Hp致胃癌的机制包括：①基因突变；②毒力因子作用；③胃内微环境改变；④胃黏膜上皮细胞增殖与凋亡失衡；⑤端粒酶激活。大量研究证实，Hp感染人群的胃癌发生率要远高于非感染人群，而根治Hp可有效降低胃癌的发生率。因此，积极根治Hp成为预防胃癌发生的重要措施与手段。越来越多的研究证实 Hp 感染与胃癌前病变有密切关系，Hp 感染能够在慢性萎缩性胃炎基础之上导致胃癌前病变的发生，胃癌前病变 Hp 检出率显著高于慢性浅表性胃炎，Hp 感染发生肠上皮化生是非感染者的 4.7 倍，Hp 可使肠上皮化生年龄提前，上皮内瘤变 Hp 检出率高达 89.5%，表明 Hp 是导致肠上皮化生、上皮内瘤变的重要因素。而胃癌前病变是胃癌发生的必由之路，我们可以通过积极根治 Hp 来有效降低胃癌前病变的发生，从而达到预防胃癌发生的最终目标。一旦发生胃癌前病变再着手根治 Hp 则为时已晚，此时即便根治 Hp 对胃癌的发生也不会再起到明显有效的预防作用。因此，在胃癌前病变发生之前及早根治 Hp 是预防胃癌发生的重要策略与有效措施。建议慢性胃炎患者应及早检测 Hp，一旦发现有 Hp 感染则应及早根治，以有效降低胃癌发生的风险。鉴于目前根治 Hp 感染的抗生素耐药现象日益突出，Hp 根治率较过去有明显降低趋势，故应在严格遵循我国幽门螺杆菌感染诊治共识的基础上，认真参考和依据当地人群 Hp 感染的特点、流行病学调查结果以及当地根治 Hp 感染的抗生素耐药情况相关研究结果制定合理有效的 Hp 感染的根治方案。对于初治治疗失败的患者在采取补救治疗时也可考虑采用序贯疗法或伴随疗法，以尽可能进一步提高根治率，有效预防胃癌前病变的发生，进而预防和降低胃癌的发生。大量研究表明，某些清热解毒、理气燥湿、健脾益气、活血化瘀之品具有显著抑制 Hp 的作用，在根治

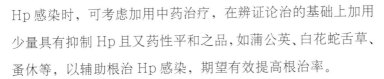

Hp 感染时，可考虑加用中药治疗，在辨证论治的基础上加用少量具有抑制 Hp 且又药性平和之品，如蒲公英、白花蛇舌草、蚤休等，以辅助根治 Hp 感染，期望有效提高根治率。

（四）积极注重和加强健脾益气之力，以固本防癌

如上所述，瘀血、痰浊、热毒、气滞是胃癌前病变的重要病理因素与病理产物，是胃癌前病变发生的共同通路与最终环节。脾胃虚弱，中气不足，气血亏虚与上述导致胃癌前病变发生的病理因素具有密不可分、千丝万缕的联系，是产生上述病理产物的共同基础与根本，正所谓"邪之所凑，其气必虚"、"正气存内，邪不可干"。如脾胃虚弱，运化无权，气血生化无源，则气虚无力运血，血行不畅，终致瘀血阻络；脾胃虚弱，运化无权，水湿不化，水停湿聚，久则聚湿生痰而致痰浊阻滞；脾胃虚弱，运化无权，气血、津液生化无源，阴血亏虚，阴虚内热，热与毒相结，则致热毒内蕴；而瘀血、痰浊阻络，郁久化热，亦致热邪内炽，瘀血、痰浊、热毒内蕴，阻滞气机，又可致气滞。综上所述，脾胃虚弱，气血不足在胃癌前病变的发生发展过程中起着重要作用，而由脾胃虚弱导致和产生的瘀血、痰浊、热毒、气滞等病理因素与病理产物之间又相互作用，彼此影响，共同促进了胃癌前病变的发生与发展。因此，在治疗胃癌前病变时应充分重视和加强健脾益气法的临床应用，将健脾益气法作为基本法则贯穿应用于胃癌前病变治疗过程的始终，提倡在辨证论治的基础上加用少量健脾益气之品，如党参、太子参、山药、莲子、茯苓、白

术、黄芪等。值得注意的是，因胃喜润恶燥，因此在应用健脾益气之法时，应避免久用、重用温燥、辛热之品，以防燥热之品耗伤胃阴；可尽量选用性平温和之品，如太子参、山药、茯苓、白术等，必要时加用一味甘润性平之品，以养阴润燥。

胃癌一旦被检出，往往已界中晚期，失去了最佳的治疗时机，"譬如斗而铸锥，渴而凿井，不亦晚乎？""路漫漫兮而修远，吾将上下而求索"，胃癌防治工作任重而道远，我们应当未雨绸缪，防患于未然，预防为主，防重于治，积极做好胃癌防治工作，且莫坐失良机，望"癌"兴叹！

（齐洪军）

十三、谨调饮食防胃癌

大量相关研究表明，不健康的饮食习惯及饮食方式与胃癌的发生有着密切的关系。那么，我们怎样从饮食入手来预防胃癌的发生呢？注意从以下几个方面进行饮食调养有助于预防胃癌的发生。

（一）饮食规律

定时进食三餐，忌暴饮暴食或忍饥不食。长期暴饮暴食或不按时进餐，必然会损伤胃黏膜，为胃癌的发生埋下隐患。"饮食自倍，肠胃乃伤"，指的就是这个道理。这句话的意思是应当规律饮食，饮食应七八分饱，不要过饱，通过饮食调理来保养脾胃，健运脾气，养生保健，预防胃部疾病及胃癌的发生。

（二）饮食宜清淡

尽量避免饮食过辣、过咸、过甜及过于粗糙油腻，以减少对胃黏膜的损伤，减轻胃肠道消化吸收的负担，积极保养肠胃。过辣、过咸、过甜及过于粗糙油腻的饮食会损伤脾胃，日久则可导致脾胃虚弱，造成胃肠功能减弱，使消化吸收功能降低，出现营养不良，而且饮食代谢的废物（中医讲就是"痰浊瘀血"）会在胃肠道堆积，日久会导致胃部疾病的发生，最终可能引发胃癌。因此，清淡饮食对预防胃癌的发生具有重要意义。

（三）避免过多进食冷食

因寒凉食物会损伤脾胃阳气，导致胃病发生。某些胃病，如慢性萎缩性胃炎有可能演变为胃癌。

（四）避免夜间进食夜宵

尤其是夜间 10 时以后尽量避免进食。因为夜间进食，人虽卧床休息但胃肠仍需消化吸收食物，得不到休息，加重胃肠道的工作负担。长期夜间进食夜宵便会导致胃病，进而有可能发生胃癌。因此，避免长期进食夜宵对调养胃肠，预防胃癌同样具有重要作用。

（五）避免霉变、腌制、熏制的食物

大量研究表明，霉变、腌制、熏制的食物及含有大量防腐剂的食物与胃癌的发生具有密切关系，因此，我们应避免进食霉变、腌制、熏制的食物及含有大量防腐剂的食物，多吃新鲜蔬菜及水果，多吃富含维生素的食物，以有效预防胃癌的发生。

总之，我们在平时生活中应注重饮食保健，避免损伤脾胃，以预防胃癌的发生。

（齐洪军）

十四、消化性溃疡的饮食指导

胃和十二指肠溃疡发生部位和症状有所不同，但饮食治疗原则相同，最终目的是促进溃疡愈合，并防止复发。

1. 少量多餐，定时定量。每天 5 ～ 7 餐，每餐量不宜多。少量多餐可中和胃酸，减少胃酸对溃疡面的刺激，又可供给营养，有利于溃疡面愈合，对急性消化性溃疡更为适宜。

2. 避免刺激性食物。机械性和化学性刺激过强食物都应避免。机械刺激增加对黏膜的损伤，破坏黏膜屏障，如粗粮、芹菜、韭菜、雪菜、竹笋及干果类等。化学性刺激会增加胃酸分泌，对胃溃疡愈合不利，如咖啡、浓茶、烈酒、浓肉汤等。禁忌易产酸食物，如地瓜、土豆、过甜点心及糖醋食品等；易产气食物，如生葱、生蒜、生萝卜、蒜苗、洋葱等；生冷食物，如大量冷饮、冷拌菜等；坚硬的食物，如腊肉、火腿、香肠、蚌肉等；强烈的调味品，如胡椒、咖啡粉、芥末、辣椒油等。

3. 选择细软易消化、营养价值高的食物。如牛奶、鸡蛋、豆浆、鱼、瘦肉等，经加工烹调后变得细软易消化、对胃肠无刺激；同时补充足够热能、蛋白质和维生素。营养素比例半流质期为碳水化合物 55%，蛋白质 15%，脂肪 30%；流质期为碳水化合物 60%，蛋白质 20%，脂肪 20%。①蛋白质：蛋白质可中和胃酸，但蛋白质在胃内消化又可促进胃酸分泌。应供给足够蛋白质以维持机体需要，每天按 1g/kg 供给，以促进溃疡修复；若有贫血，至少应按 1.5g/kg 供给。②脂肪不限量：不需严格限制脂肪，因其可抑制胃酸分泌。适量脂肪对胃黏膜没有刺激，但过高可促进胆囊收缩素分泌增加，抑制胃肠蠕动，使胃内食物不易进入十二指肠，引起胃胀痛。可供给 70 ~ 90g/d，应选择易消化吸收的乳酪状脂肪，如牛奶、奶油、蛋黄、奶酪等，以及适量植物油。③多食碳水化合物：既无刺激胃酸分泌作用，也不抑制胃酸分泌，每天可供给 300 ~ 350g。选择易消化食物，如厚粥、面条、馄饨等。蔗糖可使胃酸分泌增加，且易胀气，不宜过多。

4. 供给丰富维生素。选择富含 B 族维生素、维生素 A 和维生素 C 的食品；主食以面食为主。出血时应禁食，血止吃流质饮食。

5. 烹调方法：溃疡患者所吃食物必须切碎煮烂；可选用蒸、煮、汆、软烧、烩、焖等烹调方法，不宜用油煎、炸、爆炒、醋溜、冷拌等方法加工食物。

6. 其他：进食时应心情舒畅、细嚼慢咽，以利于消化。照顾患者的饮食习惯，配制可口饭菜。供给细软、粗纤维少的食物，应注意预防便秘。睡前加餐，对十二指肠溃疡尤为适宜，可减少饥饿性疼痛，有利于睡眠。

（马万援）

十五、如何预防脾胃病

预防脾胃病应注意以下三个方面。

（一）防寒

季节交换时脾胃病特别容易发作，尤以秋冬季节交换时发作厉害。脾胃从中医角度说，脾恶湿，胃喜润泽，对寒碰不得。由秋到秋，天气从凉变成寒，湿寒易刺激到脾胃，如若气候变化快，忽冷忽热，湿度比较高，气压低，更让脾胃不舒服。这时候脾胃被折腾得难受就开始抗议，胃痛、反酸等一系列的脾胃病症状就都来了。这时临床上看到的一些患者都是舌头腻、舌头白，这就是体内湿寒的表现。

因此，秋冬预防脾胃病首先要在季节转换的时候注意胃部的保暖。感到冷了就要多穿件衣服；中午瞌睡的时候肚子上盖件东西；骑车的人最好穿拉链的衣服，不要穿纽扣的，这样可以防止漏风。

（二）饮食防寒凉

脾胃病发生的第二个原因是和饮食有关。秋季是大闸蟹上市的季节，脾胃病的人，特别是胃寒的人要少吃大闸蟹。临床上常常可以看到很多脾胃病患者都是吃了大闸蟹后胃痛发作。还有吃大闸蟹的时候一般都要蘸醋，醋是酸的，胃酸多的人，如反流性食管炎、溃疡病患者都是胃酸偏多的，一吃醋反酸加重，脾胃病就发作。另外，柿子性寒，很多人吃了也会胃痛。

因此，秋冬季一定要少吃特别寒凉的东西。除了上面所说的大闸蟹、柿子外，香蕉也是寒凉的，吃多了会引起腹泻，也要少吃。冰冻饮料及食物这个季节就更不要吃了。饭菜都宜温热，不要太凉。

具体到个人，胃酸多的人，酸的、甜的、辣的、糯米的都要少吃，这些都会增加胃酸分泌；胃癌前病变的人，如胃黏膜出现异型增生和肠上皮化生，腌的东西少吃；胃胀气的人，豆制品、甜的、面食这类产气食物要少吃，特别是豆浆容易产气。

另外，饮食要做到"三荤七素，营养均衡。多吃果蔬，样样都吃。七八分饱，戒烟限酒。"这样脾胃的健康就有保障。

（三）调养心情

胃肠是情绪变化的"晴雨表"，脾胃病是否发作的原因还和情绪有关。中医有"因郁致病"、"因病致郁"的说法，长期情绪不好可以引起脾胃病，脾胃病也可以影响人的情绪。

日常生活中我们都会发现，心情舒畅时饭量都增加，心情郁闷、焦虑烦躁时胃口就不好。胃酸和消化酶的分泌都会受到情绪的影响。

因此，要学会调节自己的情绪，有不快乐的事情要学会宣泄，不要郁积在心里面，伤了脾胃，伤了健康。

（李福善）

十六、内镜检查中，你该知道的那些事儿

在消化系统疾病的检查方法中，内镜是最重要的手段，包括胃镜、肠镜、胶囊内镜等。那么，这些检查都适合哪些患者？不适合哪些患者？如何选择做哪种内镜检查呢？检查前后有什么注意事项吗？

（一）胃镜

胃镜可以观察食管、胃、十二指肠球部和降部的黏膜，以确定病变的部位及性质，并取活体组织做检查，协助诊断上消化道炎症、溃疡、肿瘤、息肉、憩室、狭窄、畸形或异物等疾病。

1.适应证

（1）存在上消化道症状（如烧心、吞咽困难、上腹痛、呕吐等），怀疑有食管、胃、十二指肠病变，临床需要确诊者。

（2）已确诊的上消化道病变，如消化性溃疡、食管癌、胃癌等疾病治疗后需要随访或观察疗效者。

（3）消化道出血，病因及部位不明者。

（4）影像学检查发现上消化道病变，需要明确性质者。

（5）上消化道有异物者。

（6）需要进行内镜下治疗者，如食管胃底静脉曲张行套

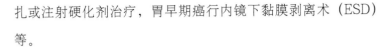

扎或注射硬化剂治疗，胃早期癌行内镜下黏膜剥离术（ESD）等。

（7）胃癌家族史及其他胃癌高危人群。

（8）存在幽门螺杆菌感染，需要明确是否有胃黏膜病变者，或者需要进行幽门螺杆菌培养及药物敏感性试验以指导治疗者。

2. 禁忌证

（1）绝对禁忌：严重心肺功能不全、处于休克等危重状态者、不能合作者，内镜插入途径有严重急性炎症和内脏穿孔者。

（2）相对禁忌：心肺功能不全，有出血倾向伴血红蛋白低于 50g/L，高度脊柱畸形，食管或十二指肠巨大憩室等。

3. 检查前准备及检查后注意事项

（1）长期口服阿司匹林、氯吡格雷、华法林等抗凝药物的患者，需与相关科室医师充分沟通，检查前需停药 1 周，防止发生消化道大出血。

（2）检查前一天晚上 10 时起开始禁食、禁水至次日检查时。

（3）高血压患者检查当日早晨可用一小口水送服降压药物，防止检查过程中因血压过高发生不良反应。

（4）糖尿病患者检查当日早晨应暂停降糖药或胰岛素。

（5）吸烟的患者，检查前 1 天起须戒烟，以免检查时因咳嗽影响操作；禁烟还可以减少胃酸分泌，便于观察。

（6）检查前需完善血常规、肝功能、凝血功能、感筛检查。

（7）年纪较大的患者还需要完善胸片、心电图、超声心动图等检查，以评估患者能否耐受内镜检查。

（8）检查后由于咽部麻醉作用未消失，仍需禁食、禁水2小时，2小时后可先试饮水，若无吞咽困难及呛咳，再逐渐过渡到温软食物。

（9）检查后：1～2日应避免刺激性饮食。

（10）若出现严重的腹痛或黑便等情况，需及时去医院就诊。

4.胃镜检查的并发症和风险　主要包括出血、穿孔、感染、心律失常、心肌缺血、咽喉损伤、下颌关节脱臼等，但常规检查发生并发症的概率都非常低，而且可以通过充分的术前准备和谨慎操作尽量避免。

（二）结肠镜

结肠镜可以观察包括直肠、乙状结肠、降结肠、横结肠、升结肠、盲肠至回肠末端的肠道黏膜，主要用于诊断结肠、直肠炎症，良恶性肿瘤，息肉，憩室等疾病。

1.适应证

（1）原因不明的下消化道出血，包括便血和持续性便潜血阳性。

（2）存在下消化道症状，如腹痛、腹泻、便秘、腹部包块、大便习惯改变等可疑结直肠疾病。

（3）钡剂灌肠或影像学检查发现可疑病变不能定性者。

（4）炎症性肠病做鉴别诊断或需要确定病变范围、严重程度等以及治疗后的复查。

（5）结直肠肿瘤术后或结直肠息肉切除术后的定期随访。

2. 禁忌证　除胃镜检查的禁忌证外，还包括肠梗阻、中毒性巨结肠、对肠道清洁剂成分过敏等情况。

3. 检查前准备

（1）同胃镜检查相似。高血压患者检查当日早晨降压药物照常服用，糖尿病患者检查当日早晨暂停降糖药或胰岛素。

（2）检查前 1 天应低渣饮食（如稀饭、面条、面包、鸡蛋羹等），以提高肠道准备的清洁度，前 1 天晚餐后禁食（可以饮水）。

（3）肠镜前需完善的检查同胃镜。

4. 肠道准备　由于过多的肠道残留物会在检查时影响医师的判断，因此肠道准备的目的在于清除肠道内容物，充分暴露肠道黏膜以便观察。

（1）对于肠道清洁剂的种类选择，目前国内多用聚乙二醇电解质散、50% 硫酸镁等清洁肠道。

（2）服药后需来回走动，以提高清肠效果。

（3）如有严重腹胀或不适，可放慢服用速度或暂停服用，待症状消除后再继续服用。可以观察大便性状判断肠道准备效果，若排出大便为清水样，说明肠道准备充分。

（4）对于不能充分清洁肠道的患者，可以行清洁灌肠或再次进行加强的肠道准备。

5. 检查后注意事项

（1）出现轻度腹痛、腹胀为正常现象，与检查时注入空气等操作有关，无须紧张。

（2）若出现严重的腹痛、腹胀或便血，需及时就诊。

（3）腹痛、腹胀等症状消失后即可进食、水，尽量食用软食，如稀饭、鱼类等，避免高纤维及辛辣食物。

6. 结肠镜检查的并发症和风险　主要包括穿孔、出血、感染、心律失常、心肌缺血、操作不成功及肠道准备过程中出现的水电解质紊乱等，但也都可以通过充分的术前准备和谨慎规范的操作尽量避免。

（三）胶囊内镜

胶囊内镜检查是指患者口服智能胶囊，借助消化道蠕动使之在消化道内运动、拍摄图像，从而帮助医师了解受检者的消化道情况，对其病情做出诊断。

1. 适应证　包括不明原因消化道出血、不明原因缺铁性贫血、疑似小肠肿瘤、疑似或难以控制的吸收不良综合征、检测非甾体类消炎药相关性小肠黏膜损伤以及临床上需要排除小肠疾病者，还可用于监测并指导克罗恩病的治疗及小肠息肉病综合征的发展。

2. 禁忌证

（1）绝对禁忌证：无手术条件或拒绝接受任何腹部手术者（一旦胶囊滞留将通过手术取出）。

（2）相对禁忌证：已知或怀疑胃肠道梗阻、狭窄及瘘管；心脏起搏器或其他电子仪器植入者；吞咽障碍者；孕妇。

3. 术前准备

（1）检查前需禁食 10～12 小时，检查前一晚行肠道清洁准备（同结肠镜准备），以提高图像的清晰度。

（2）术前半小时可服用适量祛泡剂，以减少泡沫对视野的影响。

（3）在服用胶囊 2 小时后可饮清水，4 小时后可以进少许清淡食物。在胶囊电池耗尽时或胶囊经回盲瓣进入结肠后结束检查。

4. 胶囊内镜检查的并发症　包括胶囊滞留、误吸入气道等。胶囊内镜检查后胶囊停留于胃肠道 2 周以上则定义为胶囊滞留，应及时就诊，通过外科手术或气囊辅助式小肠镜予以取出。因为胶囊内镜的先天不足是不能取活检，不能镜下治疗，医师需要根据患者的具体情况进行判断，做好充分准备，才能保障患者的安全和检查的质量。

（四）无痛胃镜（肠镜）

无痛胃肠镜检查，也就是麻醉胃肠镜，是使用一种安全高效的镇静催眠药物，使患者在 5～10 秒钟内进入浅睡眠状态，全身放松后再进行胃肠镜检查。在检查过程中，患者几乎感觉不到任何不适；检查完成后，患者很快清醒，再休息一段时间后即可离院回家了。整个检查过程大约需要 20 分钟。

无痛胃肠镜的适应证和普通胃肠镜检查基本相似，对于那些恐惧胃肠镜检查的患者，无疑是一个福音。

1. **无痛胃镜（肠镜）的优点** 相比于普通胃肠镜，它具有以下优点：无痛胃肠镜检查时患者处于睡眠状态，能很好地配合检查，使医生检查时间缩短，更容易到达敏感部位，有利于病情的诊断和治疗。无痛胃肠镜检查特别适应于精神极度紧张恐惧者、对疼痛刺激特别敏感者、高血压患者、心脏病患者、老年人、不能自主配合检查的小儿患者。

适应证、绝对禁忌证、相对禁忌证、术前准备同普通胃肠镜。

2. **特别注意的事项**

（1）由于使用的药物是一种中枢抑制剂，且在肝内代谢，患有严重呼吸系统疾病、心血管疾病、肝功能衰竭者以及一般情况太差者不宜作此项检查。

（2）在检查前要详细解释，交代注意事项，称体重，以准确计算药量，保持输液通畅。

（3）在检查过程中注意观察患者呼吸、表情、心率、血氧饱和度、血压等。

（4）备好氧气、各种抢救器材及药物；检查完毕注意观察患者一般情况，完全清醒后方可让其离开。

3. **检查后注意事项**

（1）检查后3小时内需有人陪护。

（2）检查后8小时内禁食辛辣食物，不能饮酒。

（3）检查后8小时内不得驾驶机动车辆、进行机械操作

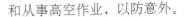

和从事高空作业，以防意外。

（4）检查后 8 小时内最好不要做需要精算和逻辑分析的工作。

（高东）

十七、如何预防幽门螺杆菌感染

幽门螺杆菌是一端有鞭毛的螺旋状菌，其感染力极强，可以穿过黏膜层定居于胃窦黏膜小凹处，黏附在上皮细胞膜上。细菌含尿素酶，可以分解尿素产生氨，造成上皮损伤，它分泌多种毒素渗透到黏膜，造成中性粒细胞的浸润，使炎症逐渐变深、变重，形成慢性萎缩性胃炎。

（一）幽门螺杆菌的传播途径

幽门螺杆菌主要的传播途径：①口—口传播，是幽门螺杆菌的主要传播途径，如母亲咀嚼食物喂养婴儿、共用盘子进餐；②粪—口传播；③胃—口传播；④水源传播。

（二）幽门螺杆菌感染后的临床表现

幽门螺杆菌感染的症状主要是反酸、烧心以及胃痛、口臭；上腹部不适、隐痛，有时发生嗳气、恶心、呕吐、饱胀感。

（三）预防幽门螺杆菌感染的方法

1. 饭前便后洗手：最好用杀菌皂洗手并用清水冲洗干净。

2. 吃生冷食品要洗干净：瓜果上的细菌很多，吃前一定要洗干净。可以用盐水将瓜果浸泡 10 ~ 20 分钟，冲洗干净再食用，能削皮的削皮后食用。

3. 集体用餐时最好是分餐制：大家在一起吃饭，用备用的勺子和筷子将餐分到自己的盘子里或碗里；到外边用餐时最好带有自己的专用筷子。

4. 有幽门螺杆菌感染的患者要注意餐具的隔离：家里有这样的患者时，一定要注意将餐具与家人的分开，保证家人不受传染，治愈后可恢复正常状态。

（万晓燕）

十八、青海省中医院脾胃病科院内制剂介绍

青海省中医院脾胃病科多年来致力于研发治疗消化病的院内制剂，这些院内制剂疗效显著，深受患者欢迎，现将青海省中医院脾胃病科自制院内药品介绍如下。

（一）慢萎散

主治：慢性萎缩性胃炎。

成分：黄芪、白术、太子参等。

功效：益气养阴，健胃消胀，通络定痛。

用法：冲服，10g，一日 3 次，1 个月为一个疗程。

（二）舒胃胶囊

主治：慢性萎缩性胃炎（肝胃不和型）。

成分：柴胡、白芍、香橼、黄连等。

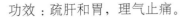

功效：疏肝和胃，理气止痛。

用法：口服每次 3 ~ 4 粒，每日 3 次。

（三）胃痛胶囊

主治：慢性胃炎（脾胃虚寒型）。

成分：党参、荜拔、良姜、鸡内金等。

功效：温中散寒，制酸止痛。

用法：口服每次 3 ~ 4 粒，每日 3 次。

（四）溃疡散

主治：消化性溃疡。

成分：黄芪、当归、党参、白及、沉香等。

功效：益气养血，健脾和胃，制酸止痛。

用法：口服 10g，一日 2 次，或遵医嘱，1 个月为一个疗程。

（五）肠宁胶囊

主治：慢性溃疡性结肠炎、慢性菌痢等。

成分：黄芪、白术、苍术、血竭、三七等。

功效：清热解毒，敛肠止泻。

用法：口服，一日 3 次，每次 4 粒，或遵医嘱。

（六）补脾益肠胶囊

主治：慢性腹泻。

成分：厚朴、茯苓、五味子、石榴皮、补骨脂等。

功效：健脾燥湿，温中止泻。

用法：口服，每次 4 粒，一日 3 次。

（七）复方黄柏栓

主治：慢性结肠炎、慢性溃疡性结肠炎。

成分：黄柏、青黛、白及等。

功效：健脾燥湿，益气活血，固肠止泻。

用法：纳肛，一次 1 粒，一日 1 次。

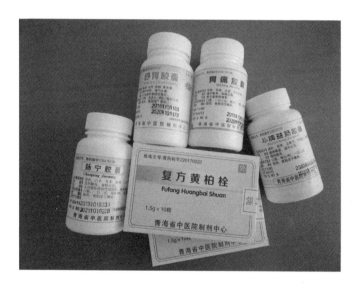

（王娜）

第五篇

外治篇

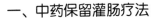

一、中药保留灌肠疗法

（一）目的

将浓缩中药煎剂通过肛门滴入，使药液到达直肠或乙状结肠，并停留在肠道内，通过肠黏膜吸收，使药液直接作用于病变部位以治疗疾病。

（二）所需设备

一次性肠道冲洗器。

（三）操作方法

将灌肠用中药煎熬取汁浓缩成 100 ～ 150ml，药温接近体温。临睡前排空大小便，取侧卧位，稍屈双腿，肛管涂少许润滑剂，将肠道冲洗器缓缓插入肛门 15 ～ 20cm，注入药汁，然后轻轻向上取出肠道冲洗器，保留灌肠液 1 小时。每日 1 次，10 次为 1 个疗程。

（四）注意事项

1. 注意药液温度，温度过高会损伤结肠及直肠黏膜，温度过低会引起腹痛与便意。

2. 注意药液的总量，不宜超过 200ml。

3. 肛管及肠道冲洗器要保持清洁卫生，一次性物品要及时更换，非一次性使用物品要定期消毒。

4. 肛管前面要涂少许润滑剂，如液体石蜡、医用凡士林或马应龙痔疮膏等，插入肛管速度应慢，以免损伤直肠黏膜。

5. 肛门、直肠、结肠手术后及大便失禁者不宜保留灌肠。

（五）适应证

慢性结肠炎、直肠炎、慢性溃疡性结肠炎、药物性结肠炎、放射性肠炎、肠梗阻、胰腺炎等。

（六）选用方药

1. 固肠煎（院内自制制剂）或自定方

成分：苦参、白及、乳香、没药等。

功效：清热燥湿解毒，理气活血，去腐敛疮生肌。

主治：用于溃疡性结肠炎活动期，症见腹泻、腹痛、腹胀、便中夹带黏液或脓血。

2. 立愈合剂（院内自制制剂）或自定方

成分：大黄、枳实、柴胡、黄芩、芍药等。

主治：里热内盛之不完全性肠梗阻、麻痹性肠梗阻、胰腺炎等。

二、中药离子导入疗法

（一）目的

中药离子导入法是利用直流电，将药液中的离子透过完整皮肤导入人体，以达到治疗疾病的目的。

（二）所需设备

直流电离子导入机。

（三）操作方法

将外用中药离子导入中药方研粗末，以姜汁作透皮剂调和成膏剂，装入纱布袋中，平摊于相对应的治疗部位（如胃脘部、脐部等）；使用直流电离子导入机，固定电极，接通电源，检查导线连接是否正常，选择治疗时间、治疗状态、设定热度及强度，用直流电离子导入机导入。每日1次，每次30分钟，10次为一个疗程。

（四）注意事项

1. 治疗前除去治疗部位及其附近的金属物。

2. 治疗前告知患者各种感觉，如轻度针刺感和蚁行感，如有灼热或疼痛感应告知操作者，调整热度及强度。

3. 治疗过程中，患者不要随意挪动体位，以免电极脱落直接接触皮肤发生烧伤。

4. 治疗结束时将电流调节至零位，关闭电源，再将电极从患者身上取下。

5. 治疗后出现皮肤瘙痒，不要抓挠，应涂甘油酒精。

（五）禁忌证

1. 高热、活动性出血、昏迷、心功能不全、心力衰竭、金属异物、植有心脏起搏器、恶病质、妊娠、对直流电过敏者禁用。

2. 恶性肿瘤、恶性血液系统疾病、重要脏器病变、急慢性皮肤病、皮肤破损患者禁用或慎用。

3. 糖尿病或其他原因导致肢体神经损伤或感觉不灵敏甚至感觉缺失者禁用。

（六）适应证

慢性胃炎、慢性腹泻、功能性消化不良、腹痛等。

三、中药脐饼贴敷疗法

（一）目的

肚脐属中医神阙穴，是经络系统中任脉的一个重要穴位。脐部皮下无脂肪组织，屏障功能最弱，同时脐下腹膜又分布着丰富的毛细血管网，非常有利于药物直接穿透腹部皮肤弥散进入血液循环，直达病所发挥疗效。据此原理将具有温经通络、理气止痛作用的中药药饼敷于患者"神阙"穴，经TDP灯局部照射，使中药透过腹部皮肤弥散进入血液循环，迅速缓解胃脘疼痛、腹痛、功能性消化不良、腹泻等症状，从而取得满意疗效。

（二）所需设备

TDP灯、中药药饼。

（三）操作方法

将根据中医辨证选用的中药研成细末，治疗前取适量，以生姜汁调成糊状，涂抹于纱布上，涂抹面积约15cm×15cm大小，贴于脐中神阙穴周围腹部皮肤上，以TDP灯照射约30～40分钟。每日1次，10次为一个疗程。

（四）注意事项

1. 注意TDP灯照射的高度及照射时间，防止烫伤皮肤。询问患者是否照射温度过高，若患者自觉温度过高，不能忍受，可适当提高TDP灯照射的高度。

2. 注意观察局部皮肤，若治疗后出现红疹、瘙痒、水疱

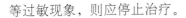

等过敏现象，则应停止治疗。

3. 治疗完毕后不宜立即起床，以避免感受风寒。

4. 治疗完毕应注意观察局部皮肤有无烫伤或水疱。若仅有皮肤发红及患者自觉有皮肤烧灼感，可局部涂抹京万红软膏；若局部皮肤已出现水疱，可用碘酒消毒局部烫伤皮肤后用消毒过的针灸针刺破水疱，挤出水疱内液体，或用一次性注射器针尖刺入水疱内，抽出疱内液体，局部再用龙胆紫涂擦，并保持局部皮肤干燥。

（五）适应证

主治寒湿内盛、寒瘀阻滞、气滞血瘀、脾肾亏虚等所致的疼痛、肿胀等病症，所治消化系统疾病包括胃脘痛、腹胀、腹痛、腹泻、恶心等病症。

（六）选用方药

胃痛Ⅰ号、胃痛Ⅱ号、泄泻Ⅰ号、泄泻Ⅱ号、温贴灵等（青海省中医院脾胃病科自制中药药饼）。

1. **胃痛Ⅰ号**

成分：干姜、荜拨、甘松、细辛、肉桂、小茴香、冰片等。

功效：温中散寒，理气止痛。

主治：寒凝气滞或虚寒型胃脘痛、脘腹胀满、恶心等。

2. **胃痛Ⅱ号**

成分：柴胡、郁金、枳壳、白芍、丹参、元胡、木香、冰片等。

功效：理气，行气，止痛。

主治：气滞血瘀型胃脘痛、脘腹胀满、恶心等。

3. 泄泻 I 号

成分：小茴香、肉桂、白胡椒、丁香、五倍子、冰片等。

功效：温补脾肾，固肠止泻。

主治：脾肾阳虚型久泻、腹痛、腹胀等。

4. 泄泻 II 号

成分：附片、肉桂、干姜、吴茱萸、细辛、川芎、白芷、防风等。

功效：补脾温阳，理气止痛，固肠止泻。

主治：肝郁脾虚型久泻、腹痛、腹胀等。

5. 温贴灵

成分：丁香、小茴香、肉桂、冰片等。

功效：温中散寒，缓急止痛。

主治：虚寒型或寒凝血瘀型胃脘痛、腹痛、腹胀、腹泻等。

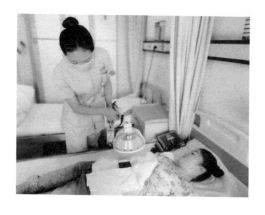

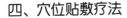

四、穴位贴敷疗法

（一）目的

基于中医基础理论及中医经络学说，采用药物直接刺激穴位，对穴位、经络进行调节，激发经气，调动经脉功能，发挥行气活血、调和阴阳及脏腑功能的整体作用。其中三九贴在"三九"期间选用温热性药物贴敷治疗，可达到增强抵抗力、防病治病的效果。

（二）所需设备

穴位贴敷贴、药末／药糊／药丸／软膏。

（三）操作方法

以中医经络学说为理论依据，把药物研成细末，用水、醋、酒、蛋清、蜂蜜、植物油、清凉油等调成糊状，或将呈凝固状的油脂（如凡士林等）、黄醋、米饭、枣泥加入中药细末制成软膏、丸剂或饼剂，或将中药汤剂熬成膏，或将药末散于膏药上，再直接贴敷穴位、患处（阿是穴），用来治疗疾病。每次选用3～4组穴位，每日1次，10次为一个疗程。中医根据不同疾病辨证选穴，如胃痛选中脘穴、胃俞穴、脾俞穴、足三里穴等，腹泻选胃俞穴、脾俞穴、肾俞穴、足三里穴、关元穴、气海穴等。

（四）注意事项

1.凡用溶剂调敷药物时，需随调配随敷用，以防蒸发。

2.若用膏药贴敷，在温化膏药时，应掌握好温度，以免烫伤或贴不牢。

3．敷药后注意固定，以免药物移动或脱落。

4．引起皮肤发疱的药物不宜贴敷面部。

5．对刺激性强、毒性大的药物，贴敷穴位不宜过多，贴敷面积不宜过大，贴敷时间不宜过长，以免发疱过大或发生药物中毒。

6．对久病体弱消瘦以及有严重心脏病、肝病等患者，使用药量不宜过大，贴敷时间不宜过久，并在贴敷期间注意病情变化和有无不良反应。

7．对于孕妇、幼儿，应避免贴敷刺激性强、毒性大的药物。

8．皮肤过敏的患者不宜使用本法。

（五）适应证

胃脘痛、腹泻、呕吐、便秘、食积、厌食、黄疸、胁痛、流涎、免疫力低下等。

（六）选用方药

1．**胃脘痛**　肉桂 30g，高良姜 30g，木香 30g，艾叶 30g，栀子 30g，丁香 18g，丹参 30g。以上中药研末，姜汁、蜂蜜调敷。

2．**泄泻**　附子 30g，炮姜 30g，吴茱萸 18g，五倍子 30g，小茴香 30g，艾叶 30g，黄柏 30g。以上中药研末，姜汁、蜂蜜调敷。

3．**三九贴**

（1）炒白芥子、肉桂、乌药、细辛、吴茱萸、元胡、干姜等研末，用姜汁、蜂蜜调敷。用于治疗胃脘痛，选用脾俞、胃俞等穴位。

（2）补骨脂、肉豆蔻、赤石脂、乌药、吴茱萸、肉桂、冰片、炮姜、黄连等研末，用姜汁、蜂蜜调敷。用于治疗腹泻，选用大肠俞、脾俞等穴位。

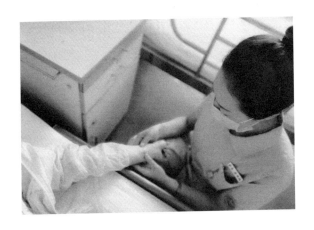

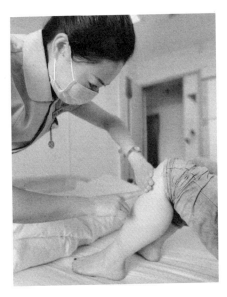

五、耳穴压丸疗法

（一）目的

耳穴表面贴敷小颗粒状药物的一种简易刺激方法，通过刺激穴位，解除或缓解各种急慢性疾病的临床症状，疏通经络，调整脏腑气血功能，促进机体的阴阳平衡，以达到防病治病的目的。

（二）所需设备

酒精、棉球、镊子、胶布、压丸材料（王不留行子、白芥子、油菜子、绿豆等）。

（三）操作方法

先用 75% 酒精拭净耳廓皮肤，用干棉球擦净。继在耳廓面从耳垂到耳尖部自下而上，耳廓背面从耳尖到耳垂部自上而下反复按摩 3～5 次。再用镊子夹起中间粘有压物的小方胶布，置于所选之穴区，并将其粘牢压紧。待各穴贴压完毕，即予以按压，直到耳廓发热潮红，并嘱协助按压 3～4 次。按压手法主要有对压法、直压法、点压法、按摩法。每次贴压 5～7 穴为宜，每日按压 3～5 次，每次 1～2 分钟，隔 1～3 天换 1 次，6～8 周为一个疗程。

（四）注意事项

1. 按压时不可采用使劲搓动压丸的方法，此法易引起皮肤破损，造成感染。

2. 耳穴压丸不当，可引起感染，但一般较表浅，只需取下压物后，局部涂以消炎软膏即可。在抗感染期间，暂停耳穴压丸。

3．少数患者易对胶布产生过敏，可更换粘贴物或加贴压风溪穴。

4．耳廓有破损或有炎症、冻伤者，不宜采用本法。

5．对过度饥饿、疲劳、精神高度紧张、年老体弱、孕妇按压宜轻，急性疼痛性病症宜重手法强刺激，习惯性流产者慎用。

（五）适应证

胃痛、腹泻、便秘、胆囊炎、胆石症、失眠、腹痛、自汗、腰痛等。

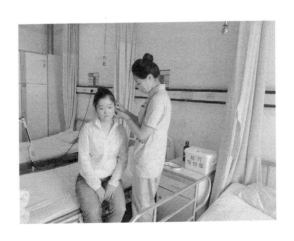

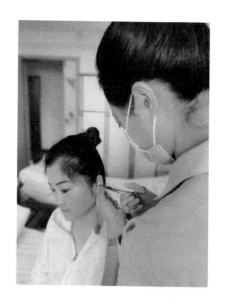

六、热奄包疗法

（一）目的

中药热奄包疗法是将热好的中药药包置于患者身体的患病部位和身体某一特定位置，通过奄包的热蒸汽使局部的毛细血管扩张，血液循环加速，利用其温热作用达到温经通络、舒筋活络、调和气血、消肿止痛、除湿驱寒的一种外治方法。每日 1 次，10 次为一个疗程。

（二）所需设备

纱布袋、中药饮片（莱菔子／吴茱萸／自拟方）。

（三）操作方法

用吴茱萸或莱菔子 200g 或采用自拟中药方饮片（总量约 200g）研成细末，将药末装入双层纱布袋中，将袋口扎紧，布袋表面喷洒少量水或食醋，放入微波炉中以高火加热3分钟左右，取出后趁热平摊放置于患者的治疗部位（一般为胃脘部或脐部、下腹部），患者腹部盖以布单，治疗时间约30分钟。每日1次，10次为一个疗程。

（四）注意事项

1. 布袋加热温度不宜过高，以免烫伤患者皮肤，温度以患者能够忍受且不烫伤皮肤为宜。

2. 若患者皮肤出现过敏，应停止治疗。

3. 局部皮肤有破损、溃疡及局部无知觉处禁用。

4. 麻醉未醒者、孕妇、中医辨证阴虚内热、实热者禁用，有消化道出血危险者慎用。

（五）适应证

胃脘痛、腹痛、腹泻、腹胀、肠梗阻等中医辨证属虚寒、寒凝血瘀及气滞者。

七、隔姜（或隔蒜）灸疗法

（一）目的

隔姜灸、隔蒜灸就是将艾炷与皮肤之间隔垫上姜片或蒜片而进行施灸的一种方法，艾灸配合辛温的生姜或蒜片，借助灸火的热力以及药物的作用，可升发宣散，祛寒发表，温中驱寒，降逆止呕，通经活络，增强体质，以达到治疗的目的。

（二）所需设备

艾炷／艾绒、老姜／蒜。

（三）操作方法

将鲜姜或鲜蒜洗净后切成薄片，每片厚约 0.2 ~ 0.3cm，直径大约 2 ~ 3cm，中间以针穿刺数孔，上置艾炷放于应灸的穴位，点燃施艾，当艾炷燃尽后，可易炷再灸。一般 5 ~ 10 壮，以皮肤红晕而不起疱为度。在施灸过程中，若患者感觉灼热不可忍受时，可将姜片或蒜片向上提起。每日治疗 1 次，10 次为一个疗程。

（四）注意事项

1. 隔姜灸应选用新鲜的老姜，宜现切现用，不可用干姜或嫩姜。

2. 注意在艾灸过程中不可烫伤患者皮肤。必要时 3 ~ 4 天后可进行第二个疗程。

3. 在施灸过程中若不慎灼伤皮肤，致皮肤起透明发亮的水疱，须注意防止感染。

（五）适应证

慢性胃炎、慢性结肠炎、直肠炎、慢性便秘、肠易激综合征、神经性呕吐等。

八、灸法（直接灸）

（一）目的

灸法又称艾灸，指以艾绒为主要材料，点燃后直接或间接熏灼体表穴位的一种治疗方法。其目的如下。

1. 温经通络、祛除寒邪，可用于治疗寒邪所致疾患。

2.有引导气血的作用，或升提中气或引气下行，可治中气下陷、肝阳上亢之证。

3.回阳固脱、补气固本，治阳气虚脱证。

4.行气活血，散瘀消肿，治疗各种痛证和寒性疮肿。

（二）所需设备

艾条、艾炷、艾绒、艾叶。

（三）操作方法

根据不同疾病进行中医辨证选取穴位，按艾卷温和灸法操作，每次选用3～5穴，每次每穴施灸10～20分钟，每日灸治1～2次，5～10次为一个疗程。寒邪犯胃和脾胃虚寒者，中脘、气海、神阙、足三里、脾俞、胃俞、阿是穴施行一般灸法或隔姜灸（中脘、气海还可施行温针灸），并可加拔火罐。

（四）注意事项

1.注意在艾灸过程中不可烫伤患者皮肤。必要时3～4天后可进行第二个疗程。

2.在施灸过程中若不慎灼伤皮肤，致皮肤起透明发亮的水疱，须注意防止感染。

（五）适应证

胃脘痛、腹胀、腹痛、腹泻等病症。

九、毫针疗法

(一) 目的

使用不同的针具，通过一定的手法或方式刺激机体的一定部位（腧穴），以防治疾病的方法。

(二) 所需设备

毫针。

(三) 操作方法

一般用右手持针操作，主要是拇指、示指、中指夹持针柄，其状如持笔，故称右手为"刺手"；左手爪切按压所刺部位或辅助针身，故称"押手"。进针时刺手运指力于针尖，而使针刺入皮肤，行针时便于左右捻转、上下提插和弹震刮搓以及出针时手法操作等。押手的作用主要是固定腧穴的位置，夹持针身，协助刺手进针，使针身有所依附，保持针身垂直，力达针尖，以利于进针，减少刺痛和协助调节、控制针感。进针方法包括单手进针法、指切进针法、夹持进针法、舒张进针法、提捏进针法、针管进针法等。每日 1 次，10 次为一个疗程。

(四) 注意事项

1.患者过于饥饿、疲劳、精神过度紧张时，不宜立即进行针刺。对身体瘦弱、气虚血亏的患者，进行针刺时手法不宜过强，并应尽量选择卧位。

2.妇女怀孕 3 个月以内者，不宜针刺小腹部的腧穴。若

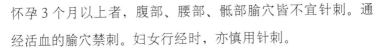

怀孕 3 个月以上者，腹部、腰部、骶部腧穴皆不宜针刺。通经活血的腧穴禁刺。妇女行经时，亦慎用针刺。

3. 常有自发性出血或损伤后出血不止的患者，不宜针刺；消化性溃疡合并出血或有其他原因所致的消化道出血时不宜进行针灸治疗。

4. 对胸、胁、腰、背脏腑所居之处的腧穴不宜直刺、深刺。

5. 尿潴留患者针刺小腹部时，应掌握针刺方向、角度、深度等，以免误伤膀胱。

（五）适应证

据中医辨证选穴，进行毫针治疗。如消化性溃疡、慢性胃炎、慢性结肠炎、肠易激综合征等。

十、穴位注射疗法

（一）目的

穴位注射是在针刺疗法基础上发展起来的一种中西医结合的新疗法，选用小剂量的药物，注射入穴位内，通过针刺与药物的协同作用，达到防治疾病的目的。

（二）所需设备

注射器（5ml）、皮试针头、黄芪注射液、维生素 B_6 注射液、异丙嗪注射液等。

（三）操作方法

根据不同疾病进行中医辨证选取穴位，用黄芪注射液或维生素 B_6 注射液或异丙嗪注射液等进行穴位注射，多选用足三里穴。常规穴位部位皮肤消毒后，以2ml一次性注射器抽取药液，每穴注射药液约0.5~1ml。每日1次，10次为一个疗程。

（四）注意事项

1. 缓慢注射药液，速度不宜过快。

2. 若皮肤出现过敏现象，应停止治疗。

3. 注射药液前应稍稍回抽，若回抽无血液方可注射。若回抽有血液，则应稍稍进针或退针，或拔出注射器稍稍改变穴位注射部位，再次回抽无血液方可注射药液。

（五）适应证

胃脘痛、腹痛、恶心、呕吐等症。

十一、平衡罐疗法

（一）目的

平衡火罐是以中医的基本理论为基础（阴阳学说、脏腑学说、五行、经络学说等），以现代医学的神经反射为治疗途径，以自我修复、自我调节、自我完善为治疗核心，以不同的火罐手法为治疗手段的非药物的自然疗法。平衡火罐具有温经散寒，疏经活血，祛风除湿，清热泻火，行气通络等功效。可扩张血管，调整末梢神经，改善微循环，增强免疫机能，消炎抑菌，退热止痛。

（二）所需设备

平衡火罐。

（三）操作方法

闪火法：用镊子夹酒精棉球1个，将酒精棉球点燃后，使火在罐内旋转1~3圈，注意勿将罐口烧热，以免烫伤皮肤，后将火退出，迅速把罐扣在应拔部位，即可吸附在皮肤上。

1. **留罐** 用闪火法将火罐留于局部并保持一定时间。

2. **闪罐** 在留罐的基础上进行，采用"留-拔-留"的循环手法，沿神经或膀胱经，从患者背部由左上→左下→中上→中下→右上→右下的顺序进行，拔罐时要快、突然、有爆发力、发出大声响。

3. **摇罐** 在留罐的基础上和缓摇动，负压中偏大，多方向摇动。

4. **摩罐** 涂润滑剂，以平衡穴位或腧穴为中心，做环旋运动。

5. **抖罐** 垂直神经或经络方向快速抖动，从上到下，从左到右。

6. **擦罐** 沿神经或经络走行直线双向擦罐。

7. **推罐** 沿神经或经络走行直线单向擦动。

8. **弹罐** 站在患者同侧，在负压的基础上提起一侧罐口，用另一侧垂直神经或经络，来回拨动。

9. **振罐** 向下或向上作用于指定的部位，不移位用力并发生振颤，持续2~3分钟。

（四）注意事项

1. 根据患者不同体位，不同部位，选择不同的火罐。

2. 注意勿烫伤、烧伤患者，留罐时间不宜过长，避免水疱产生。若仅有皮肤发红及患者自觉有皮肤烧灼感，可局部涂抹京万红软膏；若局部皮肤已出现水疱，可用碘酒消毒局部烫伤皮肤后用消毒过的针灸针刺破水疱，挤出水疱内液体，或用一次性注射器针尖刺入水疱内，抽出疱内液体，局部再用龙胆紫涂擦，并保持局部皮肤干燥。

3. 若局部皮肤有过敏、水肿、溃疡等，不能做平衡火罐治疗。

4. 高热患者禁用。

（五）适应证

胃脘痛、腹胀、腹痛、腹泻等病症。

十二、电脑大肠灌洗仪高位结肠（横结肠、降结肠）中药灌肠疗法

（一）目的

用中药药液或掺入散剂灌肠，以治疗疾病的一种方法。本疗法是通过肠黏膜局部吸收药物而达到治疗作用，对肠道疾病疗效显著。

（二）所需设备

电脑大肠灌洗仪。

（三）操作方法

将灌肠用中药煎熬取汁浓缩成 150 ～ 250ml，药温接近体温，装入中药大肠灌洗仪注药管中，注入药汁，进行高位结肠灌肠。每日 1 次，10 次为一个疗程。

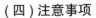

（四）注意事项

注意药液温度，温度过高会损伤结肠及直肠黏膜，温度过低会引起腹痛与便意。

（五）适应证

病变部位位于横结肠、降结肠、乙状结肠的慢性溃疡性结肠炎及慢性结肠炎、便秘等。

十三、中药足浴疗法

（一）目的

中药足浴是利用合适的中药配方熬成中药水来足浴，其中的有效中药成分在热水的热力帮助下，渗透进皮肤，被足部毛细血管吸收，进入人体血液循环系统，从而达到改善体质、调理身体、治疗疾病的效果。

（二）所需设备

足浴桶、中药足浴液。

（三）操作方法

中药足浴一般选择木质材料的足浴桶，将配方熬好的中药足浴液倒入足浴桶内，注意中药足浴水温控制在 40～50℃之间，深度没过脚踝。一般足浴时间在 40 分钟左右，其过程中用手按摩脚部，可采用推法、压揉法、刮法等。完成后擦干脚部并注意脚部保暖。每日 1 次，10 日为一个疗程。

（四）注意事项

1. 妊娠期及月经期妇女不宜进行足浴。

2. 严重出血病、急性传染病、外科急症、中毒、恶性肿瘤、肾衰竭、心力衰竭、败血症、局部受伤者等不宜进行足浴。

3. 正处于大喜、大怒、大悲之中的人不宜进行足浴，身体过度疲劳、紧张或精神疾病患者不宜进行足浴。

4. 餐前、餐后 30 分钟内或过饥、过饱及醉酒后不宜进行足浴。

5. 出现过敏反应或足浴过程中出现头晕等现象应立即停止足浴。

(五)适应证

胃肠疾病、便秘、失眠、风湿疾病、关节炎等。

十四、芒硝外敷治疗急性胰腺炎

(一)目的

芒硝外用具有消炎止痛、预防感染、吸收腹腔渗液、促进与恢复消化功能的作用。芒硝外敷腹部吸收了腹腔渗液及肿大胰腺中的水分，利于改善胰腺周围循环，使水肿的胰腺迅速脱水，胰床有害因子析出，从而阻止胰腺病变的进一步发展。

(二)所需设备

芒硝、纱布袋。

(三)操作方法

将芒硝粉 500g 装入两层纱布缝制的药袋中（大小约 20cm×30cm），摊匀摊平，置于腹痛剧烈的部位（或 CT 提

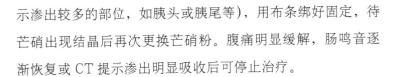

示渗出较多的部位，如胰头或胰尾等），用布条绑好固定，待芒硝出现结晶后再次更换芒硝粉。腹痛明显缓解，肠鸣音逐渐恢复或 CT 提示渗出明显吸收后可停止治疗。

（四）注意事项

1. 应将芒硝袋用布条绑好牢固稳妥地固定于治疗部位，防止布袋滑脱或偏离治疗部位，若布袋滑脱或偏离治疗部位则应从新调整固定布袋位置，以免影响疗效。

2. 注意观察布袋内芒硝粉是否出现结晶，若出现结晶则应及时更换芒硝粉，以免影响疗效。

（五）适应证

急性胰腺炎。

十五、四黄水蜜外敷治疗急性胰腺炎

（一）目的

该方配伍可有效抑制炎症介质、组胺等成分，增强白细胞及网状内皮系统的吞噬能力，保护血小板使其不易破碎，增加细胞对各种刺激的耐受性。同时具有抗菌、消炎、缓解平滑肌痉挛、利胆、排石等功能，从而作用于炎症性腹痛的多个环节。

（二）所需设备

四黄水蜜。

（三）操作方法

将大黄、黄芩、黄柏、黄连等药物研末，用 60 ～ 70℃的热水加蜜糖拌匀成糊状，置透明塑料纸（20cm×15cm）上摊成饼状，厚度约 2cm，待凉至 40 ~ 50℃，即以患者耐受为宜，将其敷于上腹部痛点最明显处，妥善固定牢固即可。每日 2 次，每次敷药时间为 4 小时，一个疗程 5 ~ 7 日。

（四）注意事项

1. 操作前做好解释工作，鼓励患者树立信心。

2. 根据患者对热的耐受力调整药温，避免烫伤。

3. 药糊不要搅拌太稀，腹带包扎松紧适宜，防止药液渗出或脱落。

4. 拆除药物后必须用清水清洁局部皮肤，并观察局部有无红疹、瘙痒，如有异常症状，可在敷药前用皮炎平霜外涂抗过敏。

（五）适应证

急性胰腺炎。

十六、中药胃管注入治疗急性胰腺炎

（一）目的

将具有通腑下气、清热利湿作用的中药汤剂，通过胃管注入，起到减轻炎症反应、保护重要器官、促进肠道功能恢复的作用。

（二）所需设备

一次性胃管、负压吸引器、中药。

（三）操作方法

将根据中医辨证施用的中药煎熬取汁浓缩成 100 ~

150ml,注入胃管,注入药液后夹闭胃管2小时。根据病情轻重,每日可注入2~3次,间隔6~12小时注入1次。待腹痛明显缓解,肠鸣音逐渐恢复或CT提示渗出明显吸收后可停止治疗。

(四)注意事项

1.严密监测生命体征,禁食、补液、扩容、纠正水电解质紊乱。

2.药液注入时可根据患者情况少量频次注入,每次注入量不可大于150ml。

3.注意注入药液温度,以37℃左右为宜,以免过热烫伤患者消化道,或过凉加重腹痛、恶心症状。

(五)适应证

急性胰腺炎。

（李燕杉）